TMS EMS

SIMULATION KOMPLETTER PROBETEST

MUSTER ZUORDNEN · MEDIZINISCH-NATURWISSENSCHAFTLICHES GRUNDVERSTÄNDNIS · SCHLAUCHFIGUREN · KONZENTRIERTES UND SORGFÄLTIGES ARBEITEN · QUANTITATIVE UND FORMALE PROBLEME · FIGUREN LERNEN · FAKTEN LERNEN · TEXTVERSTÄNDNIS · DIAGRAMME UND TABELLEN · DIGITALE AUSWERTUNG · DIGITALE MUSTERLÖSUNGEN

MedGurus

Zuschriften, Lob und Kritik bitte an

MedGurus® Verlag
Am Bahnhof 1
74670 Forchtenberg
Deutschland

Web: www.medgurus.de
Facebook: www.facebook.com/medgurus
Instagram: www.instagram.com/medgurus.de

Du hast Fragen oder brauchst Hilfe? Dann folge dem QR-Code und melde Dich bei uns!

Bibliografische Information der Deutschen Nationalbibliothek

Die Deutsche Nationalbibliothek verzeichnet diese Publikation in der Deutschen Nationalbibliografie.
Detaillierte bibliografische Daten sind im Internet über http://dnb.dnb.de abrufbar.

1. Auflage April 2015
2. Auflage Dezember 2015
2. Aktualisierte Auflage November 2016
2. Aktualisierte Auflage November 2017
3. Auflage Oktober 2018
3. Aktualisierte Auflage Oktober 2019
3. Aktualisierte Auflage Oktober 2020
4. Auflage Oktober 2021
4. Aktualisierte Auflage Juni 2022
5. Auflage Februar 2023
6. Auflage März 2024 – TMS & EMS 2024/2025

Autoren: Dr. med. univ. Alexander Hetzel
Dr. med. univ. Constantin Lechner
Dr. med. univ. Anselm Pfeiffer

Umschlaggestaltung: Studio Grau, Berlin
Layout & Satz: Studio Grau, Berlin
Lektorat: Dr. rer. nat. Franziska Falk
Sabrina Staks
Meike Dünnweber
Druck & Bindung: Schaltungsdienst Lange oHG, Berlin

FSC
www.fsc.org
MIX
Papier aus verantwortungsvollen Quellen
FSC® C104586

Druckprodukt mit finanziellem
Klimabeitrag
ClimatePartner.com/10884-2402-1006

Printed in Germany
ISBN-13: 978-3-944902-25-8

INHALTSVERZEICHNIS

VORWORT

Die **MedGurus®** sind eine Initiative leidenschaftlicher Ärzt:innen, Psycholog:innen, Naturwissenschaftler:innen, Didaktik-Expert:innen, technikverliebter Nerds und hochmotivierter Student:innen. Es ist unser Anliegen Chancengleichheit bei der Vorbereitung auf Studienplatz-Aufnahmeverfahren zu ermöglichen. Mit viel Leidenschaft und Begeisterung haben wir ein modernes didaktisches Konzept entwickelt und können inzwischen für zahlreiche Aufnahmeverfahren im Bereich Medizin und Psychologie ein umfangreiches Vorbereitungsangebot aus Büchern, E-Learning, Seminaren und Online-Kursen anbieten. Wir hoffen, auch Dich damit auf Deinem Weg ins Medizinstudium zu unterstützen.

Es ist uns wichtig, bewusst und verantwortungsvoll mit den Ressourcen unserer Erde umzugehen. Unsere Bücher werden daher klimaneutral auf FSC-zertifiziertem Papier in Deutschland gedruckt. Zudem spenden wir regelmäßig an karitative Zwecke im Bereich Bildung, Gesundheit und Umweltschutz. Detaillierte Informationen zu den geförderten Projekten findest Du auf unserer Website www.medgurus.de.

TMS & EMS Buchreihe

Unsere TMS & EMS Buchreihe umfasst den Leitfaden, die Simulationen und die Übungsbücher zu den einzelnen Untertests. Der Leitfaden erklärt Dir bewährte Lösungsstrategien, die Du im Anschluss mithilfe unserer Übungsbücher einstudieren kannst. Zum Abschluss Deiner Vorbereitung kannst Du mit den Simulationen realistische Probetests absolvieren. Unsere Buchreihe erscheint in regelmäßigen Abständen in einer neuen Auflage, während unsere digitalen Inhalte kontinuierlich aktualisiert werden. Dadurch können aktuelle Veränderungen und Neuigkeiten im TMS und EMS direkt an Dich weitergegeben werden und Korrekturen werden in Echtzeit abgebildet.

E-Learning & Online-Kurse

Ergänzend zu unseren Büchern haben wir eine E-Learning Plattform entwickelt, die neben ausgefeilten Bearbeitungsstrategien, Video-Tutorials und Echtzeit-Ranking auch zahlreiche zusätzliche Übungsaufgaben und originalgetreue Simulationen enthält. Du kannst Dich dort jederzeit registrieren und auch erst mal kostenlos umschauen. In unseren Online-Kursen lernst Du mit uns interaktiv im virtuellen Raum. Das bringt viel Spaß und setzt Deiner Vorbereitung das Krönchen auf. Unsere Tutor:innen freuen sich auf Dich.

Du hast Wünsche oder Anregungen? Für konstruktive Kritik haben wir immer ein offenes Ohr. Kontaktiere uns gerne jederzeit über den nebenstehenden QR-Code.

Wir wünschen Dir viel Spaß mit diesem Buch, einen kühlen Kopf für die Übungsaufgaben, eisernes Durchhaltevermögen bei der Vorbereitung und viel Erfolg für Deinen Medizinertest!

Deine MedGurus

DANKE FÜR DEIN FEEDBACK

Wenn Dir dieses Buch bei der Vorbereitung auf den Medizinertest helfen konnte, dann nimm Dir bitte einen Moment Zeit und schreibe eine Bewertung. Wir würden uns sehr darüber freuen. Folge dazu einfach dem nebenstehenden QR-Code.

1 EINLEITUNG

EINLEITUNG

1. PRODUKTÜBERSICHT & HÄUFIGE FRAGEN

	TMS & EMS PREMIUMPAKET	TMS & EMS KOMPLETTPAKET	TMS & EMS KOMPENDIUM	TMS SIMULATIONS-PAKET	TMS & EMS EINZELBÜCHER
DIGITALE MUSTERLÖSUNGEN	✓	✓	✓	✓	✓
KOMPENDIUM-PLUS	✓	✓	✓	✓	
UNIRANKING	✓	✓	✓	✓	
TMS & EMS KOMPENDIUM	✓	✓	✓		
E-LEARNING	✓	✓			
PRÄSENZKURS / ONLINE-KURS	✓				
MEDGURUS COMMUNITY & HELPCENTER					
MEDGURUS COMMUNITY	✓	✓	✓	✓	✓
HELPCENTER	✓	✓	✓	✓	✓

Die Tabelle gibt Dir einen Überblick über unsere Produktpakete. Passend hierzu findest Du im Folgenden zu jedem Produkt die wichtigsten Infos sowie häufig gestellte Fragen. Möchtest Du noch mehr wissen und Antworten auf die häufigen Fragen erhalten? Dann folge den jeweiligen QR-Codes. Im nebenstehenden Video stellen wir Dir unser Vorbereitungskonzept vor.

DIGITALE MUSTERLÖSUNGEN

* Detaillierte, ständig aktualisierte Musterlösungen
* Download jederzeit ohne Registrierung möglich
* Immer aktuell und umweltschonend

KOMPENDIUM-PLUS

* Digitaler Antwortbogen
* Auswertung mit Ranking
* MedGurus Mentorat

Häufige Fragen

* Wie schaltest Du das Kompendium-Plus frei?
* Was ist das Kompendium-Plus und wie funktioniert es?

E-LEARNING

* Mehr als 4000 zusätzliche Übungsaufgaben
* Vertiefende Lektionen, Strategien und Video-Tutorials
* Individuelle Lernstatistiken und Ranking

Häufige Fragen

* Wie schaltest Du das E-Learning frei?
* Welche Funktionen hat das E-Learning und wie nutzt Du es?

UNIRANKING

* Der NC-Rechner für das Medizinstudium
* Individuelle Berechnung & Chancenanalyse
* Nachträgliche Bearbeitung möglich

Häufige Fragen

* Welche Quoten gibt es beim Zulassungsverfahren für Human- und Zahnmedizin?
* Wie werden die Grenz- und Verfahrenswerte berechnet?

PRÄSENZKURSE / ONLINE-KURSE

* Kleine Kursgruppen mit individueller Betreuung
* Unterricht durch Medizinstudierende
* Realitätsnahe TMS & EMS Probetests

Häufige Fragen

* Lohnt sich ein Kurs, wenn man bereits die Bücher gekauft hat?
* Welche Kurse gibt es und wo finden sie statt?

MEDGURUS TMS & EMS COMMUNITY

TMS Community

EMS Community

* Finde Lerngruppen vor Ort
* Vernetze Dich mit anderen Teilnehmenden
* Zugang zu kostenlosen Info-Sessions

HELPCENTER

* Übersicht der digitalen Inhalte
* Korrekturverzeichnis
* Neuigkeiten zum Medizinertest

2. ALLGEMEINES UND AUFBAU

Der TMS ist das Aufnahmeverfahren für Medizinstudierende in Deutschland und wird von fast allen Universitäten bei der Vergabe der Studienplätze berücksichtigt. Der EMS ist das entsprechende Aufnahmeverfahren für Medizinstudierende in der Schweiz.

Der TMS und EMS sind kognitive Tests, die Fähigkeiten prüfen, die für den Erfolg in medizinischen Studiengängen nachweislich besonders wichtig sind. Im Zentrum stehen Aspekte der fluiden Intelligenz. Besonders hervorzuheben sind hierbei logisches / schlussfolgerndes Denken, Visuokonstruktion und räumliches Denken, Gedächtnis / Merkfähigkeit und rechnerisch-mathematische Fähigkeiten.

Die Aufgaben und Inhalte im TMS und EMS sind bewusst an fachnahe Kompetenzen angelehnt, setzen jedoch keinerlei spezifisches Fachwissen voraus. Im Mittelpunkt steht die Evaluation der oben genannten kognitiven Fähigkeiten und nicht die Überprüfung von Fachkenntnissen oder Eignungsaspekten, die bereits in der Schulnote zum Ausdruck kommen. Alle zur Lösung der Aufgaben notwendigen Informationen werden im TMS und EMS vorgegeben. Spezifisches Vorwissen ist daher für diesen Test nicht notwendig.

Im Gegensatz hierzu ist die gezielte Übung der kognitiven Fähigkeiten von enormer Bedeutung. Aktuelle Studien zeigen, dass die Testleistung durch eine gezielte Testvorbereitung substantiell verbessert werden kann. Das haben inzwischen auch die Testhersteller:innen eingesehen und bieten daher selbst offizielles Übungsmaterial an, um die Validität des TMS und EMS wieder zu verbessern. Allerdings kann dieses offizielle Übungsmaterial nur als Einstieg dienen und eine umfassende Vorbereitung nicht ersetzen. Lange Rede kurzer Sinn: Der TMS und EMS sind nachweislich sehr gut trainierbar und mit einer strukturierten Vorbereitung kannst Du Deine Leistung signifikant verbessern.

AUSWERTUNG DES TMS & EMS

Für jede richtig gelöste Aufgabe wird ein Punkt vergeben, unabhängig vom Schwierigkeitsgrad der Aufgabe. Die Aufgaben sind teilweise nach empirisch ermitteltem Schwierigkeitsgrad geordnet. Tendenziell werden zuerst die leichten, dann die mittelschweren und am Ende des jeweiligen Untertests die schweren Aufgaben gestellt. Bei manchen Untertests empfiehlt es sich daher, die vorgegebene Reihenfolge der Aufgaben einzuhalten.

Für falsch gelöste Aufgaben werden im TMS und EMS keine Punkte abgezogen. Daher solltest Du immer eine Antwort markieren. Im TMS werden insgesamt 184 Punkte vergeben, von denen jedoch nur 158 Punkte in die Auswertung eingehen. Die restlichen 26 Punkte gehören zu Einstreuaufgaben, die nicht gewertet werden und dem Testhersteller zur Erprobung neuer Aufgaben dienen. Die Einstreuaufgaben sind im Test nicht gekennzeichnet. Beim EMS werden insgesamt 162 Punkte vergeben, die ohne Abzüge in die Auswertung eingehen.

AUFBAU DES TMS & EMS

Die Reihenfolge der Untertests im TMS und EMS ist festgelegt. Die beiden Medizinertests unterscheiden sich in der Anzahl der zu bearbeitenden Aufgaben pro Untertest (im EMS sind es weniger Aufgaben), in der Länge des Gesamttests (der EMS ist kürzer) und in der Anzahl der Untertests (Konzentriertes und sorgfältiges Arbeiten entfällt beim TMS).

Die Durchführung des TMS gliedert sich in einen Vormittags- und einen Nachmittagsteil, der durch eine Pause von einer Stunde unterbrochen wird. Der EMS wird ab 2022 ohne Mittagspause durchgeführt. Zwischen den Untertests gibt es keine Pausen, sondern es muss direkt weitergearbeitet werden. Daher stellen nicht nur die Aufgaben an sich, sondern vor allem auch der permanente Zeitdruck die Teilnehmenden im TMS und EMS vor eine große Herausforderung.

Der TMS und EMS sind einem steten Wandel und einer Weiterentwicklung unterzogen. Wir bemühen uns jede Änderung direkt in die Bücher aufzunehmen. Kurzfristige Anpassungen zum Aufbau des TMS & EMS werden in unserem HelpCenter veröffentlicht. Folge dafür dem QR-Code.

Hier findest Du aktuelle Neuigkeiten zum TMS und EMS

Aufbau des TMS

UNTERTEST	AUFGABENZAHL	BEARBEITUNGSZEIT	MAXIMALE PUNKTZAHL	GEWERTETE PUNKTZAHL
MUSTER ZUORDNEN	24	30 Minuten	24	20
MEDIZINISCH-NATURWISSENSCHAFTLICHES GRUNDVERSTÄNDNIS	24	60 Minuten	24	20
SCHLAUCHFIGUREN	24	15 Minuten	24	20
QUANTITATIVE UND FORMALE PROBLEME	24	60 Minuten	24	20
1 Stunde Mittagspause				
FIGUREN LERNEN (EINPRÄGEPHASE)	20 Figuren	4 Minuten	–	–
FAKTEN LERNEN (EINPRÄGEPHASE)	15 Patient:innen	6 Minuten	–	–
TEXTVERSTÄNDNIS	24	60 Minuten	24	18
FIGUREN LERNEN (REPRODUKTIONSPHASE)	20	5 Minuten	20	20
FAKTEN LERNEN (REPRODUKTIONSPHASE)	20	7 Minuten	20	20
DIAGRAMME UND TABELLEN	24	60 Minuten	24	20
TMS GESAMT	184	5:07 STUNDEN	184	158

Aufbau des EMS

UNTERTEST	AUFGABENZAHL	BEARBEITUNGSZEIT	GEWERTETE PUNKTZAHL
MUSTER ZUORDNEN	18	16 Minuten	18
MEDIZINISCH-NATURWISSENSCHAFTLICHES GRUNDVERSTÄNDNIS	18	45 Minuten	18
SCHLAUCHFIGUREN	18	10 Minuten	18
QUANTITATIVE UND FORMALE PROBLEME	18	45 Minuten	18
FIGUREN LERNEN (EINPRÄGEPHASE)	18 Figuren	4 Minuten	–
FAKTEN LERNEN (EINPRÄGEPHASE)	15 Patient:innen	6 Minuten	–
Testheft A wird eingesammelt – Testheft B wird ausgeteilt (keine Pause)			
TEXTVERSTÄNDNIS	18	45 Minuten	18
FIGUREN LERNEN (REPRODUKTIONSPHASE)	18	5 Minuten	18
FAKTEN LERNEN (REPRODUKTIONSPHASE)	18	6 Minuten	18
DIAGRAMME UND TABELLEN	18	45 Minuten	18
KONZENTRIERTES UND SORGFÄLTIGES ARBEITEN	1600 Zeichen	8 Minuten	18
EMS GESAMT	144 + 1600 ZEICHEN	3:55	162

3. TESTDURCHFÜHRUNG DES TMS & EMS

Der TMS und EMS Test wird nach strengen Regeln durchgeführt. Mitgebracht werden müssen in jedem Fall die offizielle Einladung zum TMS, ein amtlicher Lichtbildausweis, zwei bzw. drei (EMS) weiche Bleistifte (Härtegrad HB, B oder 2B), ein Radiergummi und die Einverständniserklärung der Eltern bei minderjährigen Teilnehmenden.

AKTUELL

- **PAPER-PENCIL-TEST**
  Kugelschreiber sind offiziell verboten. Zur Bearbeitung des Antwortbogens dürfen im TMS und EMS nur weiche Bleistifte (HB, B oder 2B) verwendet werden.

- **KORRIGIEREN & RADIEREN**
  Falsche Markierungen können durch spurenloses Ausradieren korrigiert werden. Daher ist es sinnvoll, einen Radiergummi dabei zu haben, und einen Anspitzer für die Bleistifte darfst Du auch mit in den Testraum nehmen. Im EMS sind zur Bearbeitung des Untertests Konzentriertes und sorgfältiges Arbeiten nur schwarze bzw. blaue Filzschreiber zugelassen, die im besten Fall nicht verschmieren.

- **TIC TAC**
  Auch Armbanduhren sind offiziell verboten. Dafür ist es Dir gestattet, einen simplen Digitalwecker mit ausgeschalteter Alarmfunktion zum TMS mitzubringen. Beim EMS sind inzwischen auch Digitalwecker verboten. Aber keine Sorge, die Zeit wird dafür in jedem Raum gut sichtbar zentral angezeigt.

Zusätzlich zur offiziellen Einladung, dem Lichtbildausweis, den Bleistiften und dem Radiergummi sollte man unbedingt einige Markierstifte und Buntstifte zur Bearbeitung des Fragenhefts, Traubenzucker, eine Brotzeit und Getränke mitbringen. Beim EMS bitte zusätzlich einen schwarzen bzw. blauen Filzschreiber für den Untertest Konzentriertes und sorgfältiges Arbeiten mitbringen.

TIPP

* **BE PREPARED**
  Jedes Jahr ändern sich die Regeln bezüglich dessen, was Du am Testtag mitbringen darfst. Um Dir hier Sicherheit zu geben, haben wir das TMS Testset zusammengestellt. Dieses stattet Dich mit allen Dingen aus, die Du für den Testtag benötigst, inklusive Timer und transparenter Klarsichttasche mit reichlich Platz für Snacks.

  Sichere Dir jetzt Dein Testset!

Nicht zugelassen sind: Bücher, Mobiltelefone, Lineale, Geodreiecke, Kugelschreiber, Kameras, Jacken, Mäntel, Kopfbedeckungen (solche, die aus religiösen Zwecken getragen werden, sind erlaubt), Mäppchen, Brillenetuis, Taschen, Sitzkissen, Zigaretten, Schlüssel, Ohropax und Maskottchen.

DETAILLIERTER ABLAUF DES TMS & EMS

Teststart ist in der Regel morgens. Die genaue Uhrzeit wird Dir nach der Anmeldung zum Test zugeschickt. Der TMS gliedert sich in einen Vormittags- und einen Nachmittagsteil, der durch eine einstündige Mittagspause unterbrochen wird. Beim EMS entfällt die Mittagspause.

Nach der Begrüßung werden folgende Unterlagen ausgeteilt:

* Aufgabenheft Teil A (Vormittag)
* Antwortbogen Teil A (Vormittag)
* Konzeptpapier

VORSICHT

Das Bearbeiten des Tests darf erst begonnen werden, wenn die Testleitung das Signal dazu gibt. Wird eher mit der Bearbeitung begonnen, führt das zum Ausschluss vom TMS bzw. EMS.

Im TMS werden nach der Durchführung des Untertests Quantitative und formale Probleme alle Unterlagen eingesammelt. Im Anschluss an diesen letzten Untertest des Vormittags folgt eine einstündige Mittagspause. Nach der Mittagspause wird das Lernheft für die Einprägephase der Untertests Figuren lernen und Fakten lernen ausgeteilt.

Beim EMS folgt nach dem Untertest Quantitative und formale Probleme die Einprägephase für Figuren und Fakten lernen. Danach wird das Testheft A eingesammelt und direkt das Testheft B ausgeteilt.

VORSICHT

Es ist nicht erlaubt, sich Notizen jeglicher Art bei der Einprägephase von Figuren lernen und Fakten lernen zu machen, weshalb alle Stifte vom Tisch geräumt werden müssen. In der Reproduktionsphase von Notizen abzuschreiben, die unbemerkt gemacht wurden, führt zum sofortigen Ausschluss vom TMS bzw. EMS.

Nach dem Einprägen der Figuren und Fakten erfolgt im TMS das Einsammeln der Lernhefte.

Als nächstes werden folgende Unterlagen ausgeteilt:

* Aufgabenheft Teil B (Nachmittag)
* Antwortbogen Teil B (Nachmittag)

Am Nachmittag wird kein Konzeptpapier ausgeteilt. Man kann seine Notizen, Anmerkungen und Skizzen aber direkt ins Testheft eintragen. Der TMS endet mit dem Untertest Diagramme und Tabellen, der EMS hingegen mit dem Untertest Konzentriertes und sorgfältiges Arbeiten. Nach der Durchführung dieser Untertests werden alle Unterlagen eingesammelt.

TIPPS

* **NOMEN EST OMEN**
  Bitte trage auf dem Antwortbogen Deinen Namen ein. Im Testheft muss nur die TMS-ID eingeklebt werden, die zu Beginn ausgeteilt wird.

* **HANDLE WITH CARE**
  Der Antwortbogen wird maschinell ausgewertet und muss daher äußerst pfleglich behandelt werden. Notizen oder Anmerkungen sind auf dem Antwortbogen strikt untersagt. Im Gegensatz hierzu darf man sich im Aufgabenheft und auf dem Konzeptpapier frei ausleben und wichtige Informationen unterstreichen, Skizzen anfertigen und sonstige Notizen machen.

* **CONTRAST**
  Denke daran, mehrere verschiedenfarbige Markierstifte einzupacken. Die Untertests sind nämlich auf unterschiedlich farbigem Papier gedruckt und mit einem grünen Markierstift lässt sich auf grünem Papier beispielsweise schlecht markieren.

Bezüglich der Testdurchführung gilt es zu beachten, dass zwischen den einzelnen Untertests keine Pause gemacht werden darf. Für jeden Untertest steht eine genau festgelegte Bearbeitungszeit zur Verfügung. Nach Ablauf der Bearbeitungszeit gibt die Testleitung das Signal, zum nächsten Untertest umzublättern. Es darf dann nicht mehr zurückgeblättert werden. Das Zurückblättern kann zum Ausschluss vom TMS bzw. EMS führen.

VORSICHT

Die Untertests im TMS und EMS sind auf unterschiedlich farbigem Papier gedruckt. Hintergrund ist, dass die Testaufsicht dadurch sofort erkennen kann, wenn jemand nicht zum nächsten Untertest umblättert. Halte Dich daher an die Regeln und lass dich vom farbigen Papier nicht irritieren.

4. BEARBEITUNG DES ANTWORTBOGENS

Wie markiert man richtig? Grundsätzlich gilt, dass jede Antwort direkt auf den Antwortbogen übertragen werden sollte. Achte darauf, auf dem Antwortbogen die Kästchen sorgfältig und sauber zu markieren. Die Markierung im TMS und EMS sollte wie folgt aussehen:

Markierung im TMS

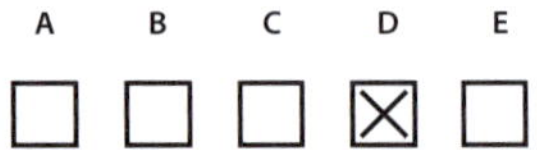

Markierung im EMS

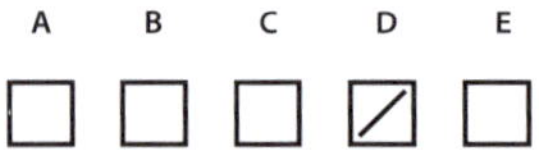

Falls Du eine falsch markierte Antwort korrigieren willst, musst Du beim TMS und EMS den Schreib- oder Markierungsfehler sauber und ohne Schreibspuren ausradieren und die neue Antwort markieren.

✱ TIPPS

✱ **HIC ET NUNC**
Alle Antworten müssen sofort auf den Antwortbogen übertragen werden, da nur die Markierungen auf dem Antwortbogen in die Wertung eingehen und man nach dem Ende eines Untertests keine Möglichkeit mehr hat, die Antworten aus dem Fragenheft auf den Antwortbogen zu übertragen.

✱ **CHECKS & BALANCES**
Bei der Übertragung der Antworten auf den Antwortbogen musst Du stets genau prüfen, ob Du Deine Markierung bei der richtigen Aufgabennummer setzt. Du solltest vor jeder Markierung die Aufgabennummer im Fragenheft mit der Aufgabennummer auf dem Antwortbogen abgleichen. Das hört sich banal an, aber wenn man Aufgaben überspringt, kann es schnell zu Übertragungsfehlern kommen.

✱ **VIER GEWINNT**
Da es beim TMS und EMS für falsche Antworten keine Minuspunkte gibt, sollte man immer eine Antwort markieren. Für Aufgaben, bei denen Du die Lösung nicht kennst und die Auswahl nicht per Ausschlussverfahren einschränken kannst, gibt es folgenden Tipp. Heb Dir die Aufgaben bis zum Schluss auf und schau Dir alle beantworteten Aufgaben des Untertests an. Jetzt wähle den Antwortbuchstaben aus, der am seltensten vorkam. Setzte da Dein Kreuz.

✱ **E-MOLL**
Beim Untertest Schlauchfiguren ist beim Markieren fehlender Antworten zu beachten, dass die Ansicht von hinten am einfachsten zu erkennen ist und daher bei Deinen ungelösten Aufgaben höchstwahrscheinlich nicht korrekt ist. Die Antwortmöglichkeit E bietet sich daher nicht als Beantwortung der noch ungelösten Aufgaben im Untertest Schlauchfiguren an.

5. TMS SIMULATION – WICHTIGE HINWEISE

TMS ANTWORTBOGEN

Im Kapitel TMS Antwortbogen (Seite 128) findest Du den Antwortbogen zur Bearbeitung der TMS Simulation. Falls Du ihn nochmal separat ausdrucken willst, kannst Du den Antwortbogen über den QR-Code als pdf herunterladen.

Antwortbogen zum Ausdrucken

DIGITALE TESTLEITUNG

Damit Du den TMS möglichst realitätsnah mit diesem Buch simulieren kannst, haben wir für Dich einen Audio-Track erstellt, der Dich durch den gesamten TMS führt. Alle Zeiten inklusive einer einstündigen Mittagspause sind vorgegeben und werden entsprechend von unserem Testleiter an Dich kommuniziert. Durch unsere digitale Testleitung musst Du Dich nicht mehr um die Bearbeitungszeiten der einzelnen Untertests kümmern und kannst Dich ganz auf die Beantwortung der Aufgaben konzentrieren. Folge einfach dem QR-Code, um den Audio-Track zu starten.

Hier gelangst Du direkt zur Audio-Testleitung

ZUSÄTZLICHE DIGITALE INHALTE

Mit dem Kompendium-Plus hast Du die Möglichkeit, das Ergebnis Deiner TMS Simulation automatisch ermitteln zu lassen und ein Ranking zu erhalten, das Dir Aufschluss darüber gibt, wie gut Du im Vergleich zu allen anderen Absolvent:innen abgeschnitten hast. Informationen darüber, ob Du einen Kompendium-Plus Zugang besitzt und wie Du diesen freischalten kannst, findest Du im Kapitel Kompendium-Plus. Nach der Freischaltung gelangst Du über den QR-Code zu Beginn der Simulation direkt zum digitalen Antwortbogen, in den Du Deine Antworten zu dieser TMS Simulationen eintragen kannst. Im nächsten Schritt erhältst Du dann Deine Auswertung und nimmst am Ranking teil. Nach der Durchführung der digitalen Auswertung kannst Du alle Musterlösungen zu den Aufgaben digital einsehen. Bei Bedarf kannst Du sie Dir auch ausdrucken, um offline arbeiten zu können. Die digitalen Inhalte enthalten auch Korrekturen und Aktualisierungen dieser TMS Simulation.

6. EMS SIMULATION – WICHTIGE HINWEISE

EMS ANTWORTBOGEN

Im Kapitel EMS Antwortbogen (Seite 129) findest Du den Antwortbogen zur Bearbeitung der EMS Simulation. Falls Du ihn nochmal separat ausdrucken willst, kannst Du den Antwortbogen über den nebenstehenden QR-Code als pdf herunterladen.

Antwortbogen zum Ausdrucken

DIGITALE TESTLEITUNG

Damit Du den EMS möglichst realitätsnah mit diesem Buch simulieren kannst, haben wir für Dich einen Audio-Track erstellt, der Dich durch den gesamten EMS führt. Alle Zeiten sind vorgegeben und werden entsprechend von unserem Testleiter an Dich kommuniziert. Durch unsere digitale Testleitung musst Du Dich nicht mehr um die Bearbeitungszeiten der einzelnen Untertests kümmern und kannst Dich ganz auf die Beantwortung der Aufgaben konzentrieren. Folge einfach dem nebenstehenden QR-Code, um den Audio-Track zu starten.

Hier gelangst Du direkt zur Audio-Testleitung

ZUSÄTZLICHE DIGITALE INHALTE

Mit dem Kompendium-Plus hast Du die Möglichkeit, das Ergebnis Deiner EMS Simulation automatisch ermitteln zu lassen und ein Ranking zu erhalten, das Dir Aufschluss darüber gibt, wie gut Du im Vergleich zu allen anderen Absolvent:innen abgeschnitten hast. Informationen darüber, ob Du einen Kompendium-Plus Zugang besitzt und wie Du diesen freischalten kannst, findest Du im Kapitel Kompendium-Plus. Nach der Freischaltung gelangst Du über den QR-Code zu Beginn der Simulation direkt zum digitalen Antwortbogen, in den Du Deine Antworten zu dieser EMS Simulationen eintragen kannst. Im nächsten Schritt erhältst Du dann Deine Auswertung und nimmst am Ranking teil.

Nach der Durchführung der digitalen Auswertung kannst Du alle Musterlösungen zu den Aufgaben digital einsehen. Bei Bedarf kannst Du sie Dir auch ausdrucken, um offline arbeiten zu können. Die digitalen Inhalte enthalten auch Korrekturen und Aktualisierungen dieser EMS Simulation.

VORSICHT

Werte als allererstes den Konzentrationstest nach korrekten, falschen und übersehenen Markierungen bis zum letzten von Dir bearbeiteten Zeichen aus. Das benötigst Du für den digitalen Antwortbogen.

TMS/EMS TEIL A

TMS/EMS TEIL A

Zusätzliche digitale Inhalte:
- Auswertung mit Ranking
- Aktuelle Musterlösungen
- Updates & Korrekturen

VORSICHT

Bevor Du mit der Bearbeitung der TMS Simulation bzw. EMS Simulation beginnst, solltest Du Dir unbedingt die Kapitel **TMS Simulation – Wichtige Hinweise** bzw. **EMS Simulation – Wichtige Hinweise** durchlesen. Dort findest Du weiterführende Informationen zum Antwortbogen, zur digitalen Testleitung, zur digitalen Auswertung mit Ranking und zu den Musterlösungen.

Bevor es nun losgeht, wollen wir Dich noch auf eine Besonderheit bei der Bearbeitung dieser TMS bzw. EMS Simulation hinweisen. Da dieses Buch sowohl als TMS als auch als EMS Simulation konzipiert ist, gibt es zwei getrennte Nummerierungen der Aufgaben.

Die Aufgaben der TMS Simulation sind fortlaufend von 1. bis 184. nummeriert und wie folgt dargestellt: 1. 2. etc. Bei der TMS Simulation müssen daher alle Aufgaben in diesem Buch, mit Ausnahme des abschließenden Untertests Konzentriertes und sorgfältiges Arbeiten, bearbeitet werden.

Die Aufgaben der EMS Simulation sind ebenfalls fortlaufend von 1. bis 144. nummeriert, überspringen aber teilweise Aufgaben, die nur in der TMS Simulation bearbeitet werden müssen. Die Nummerierung der EMS Simulation ist wie folgt dargestellt: 1. 2. etc. Bei der EMS Simulation müssen daher nur alle entsprechend markierten Aufgaben, inklusive des abschließenden Untertests Konzentriertes und sorgfältiges Arbeiten, bearbeitet werden.

TIPP

- **EMS ONLY**
  Falls Du die EMS Simulation bearbeiten willst, empfehlen wir Dir, zuvor die Simulation durchzugehen und alle Aufgaben, die nur bei der TMS Simulation bearbeitet werden müssen, durchzustreichen. So wirst Du bei der Bearbeitung nicht abgelenkt.

1. MUSTER ZUORDNEN

In dieser Aufgabengruppe wird Ihre Fähigkeit geprüft, Ausschnitte in einem komplexen Bild wiederzuerkennen.

Dazu werden pro Aufgabe ein Muster und je fünf Musterausschnitte A bis E dargestellt. Ihre Aufgabe besteht darin herauszufinden, welche dieser fünf Musterausschnitte an irgendeiner beliebigen Stelle deckungsgleich und vollständig auf das Muster gelegt werden kann. Die Musterausschnitte sind weder vergrößert, verkleinert, gekippt oder gespiegelt.

Im TMS sind insgesamt **24 Aufgaben** in **30 Minuten** und im EMS **18 Aufgaben** in **16 Minuten** zu bearbeiten.

Beispiel

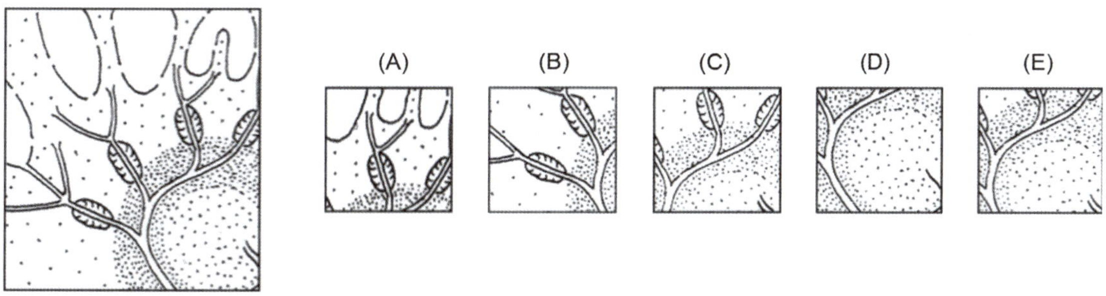

Lösung

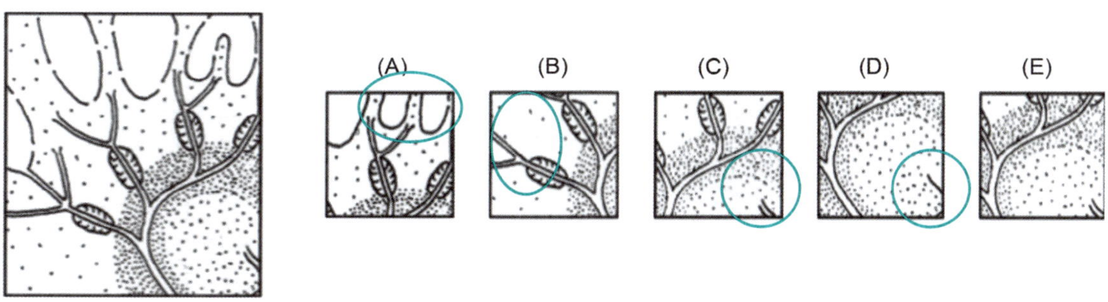

TMS → 1.

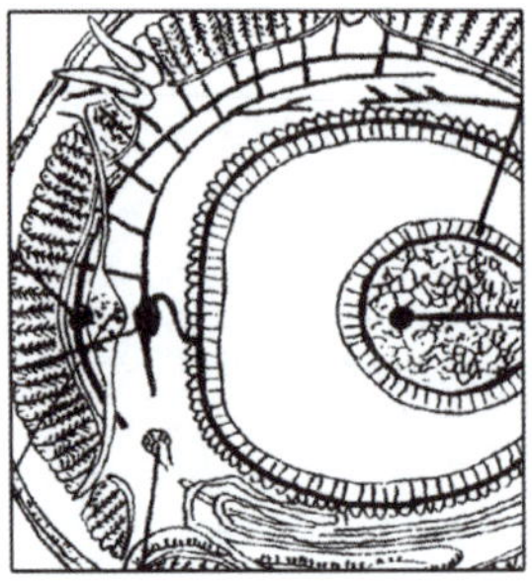

(A) (B) (C) (D) (E)

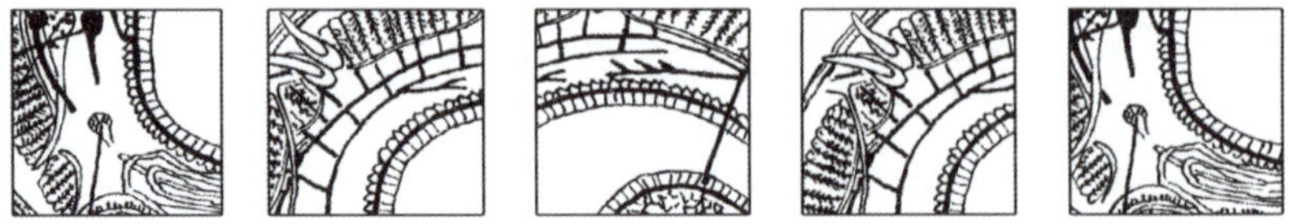

2. EMS → 1.

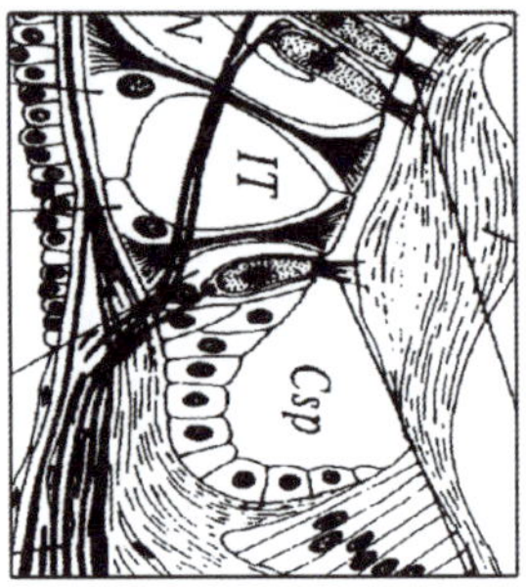

(A) (B) (C) (D) (E)

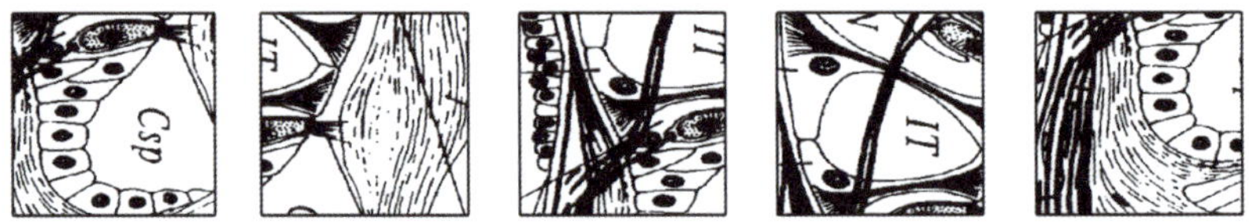

3.

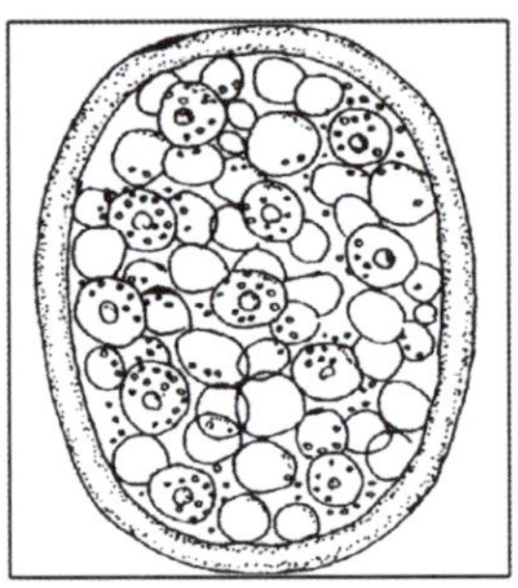

(A) (B) (C) (D) (E)

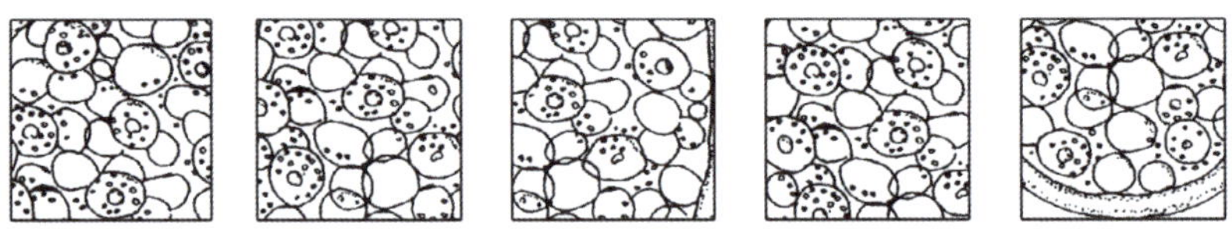

4. 2.

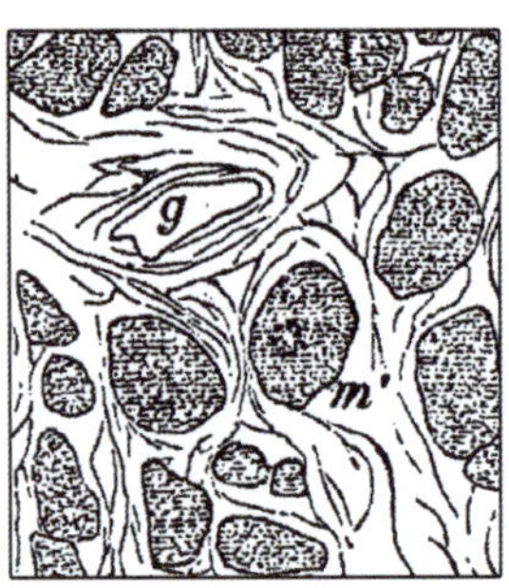

(A) (B) (C) (D) (E)

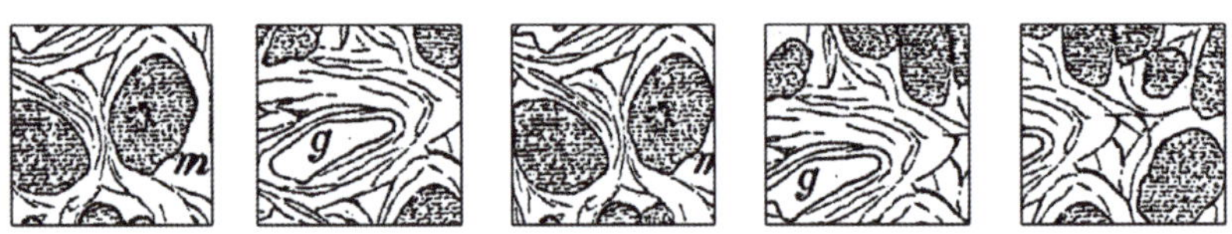

5. **3.**

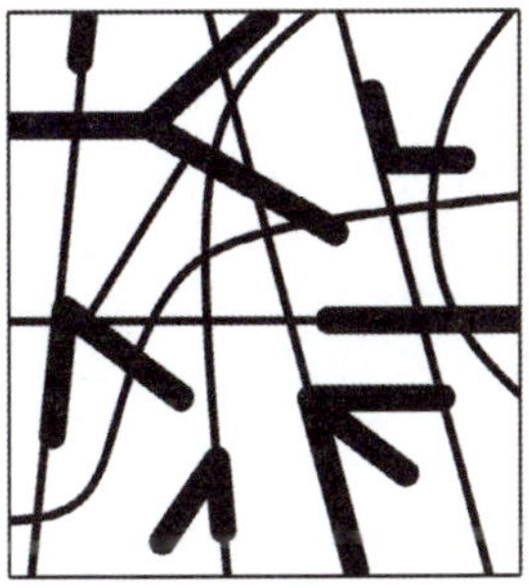

(A) (B) (C) (D) (E)

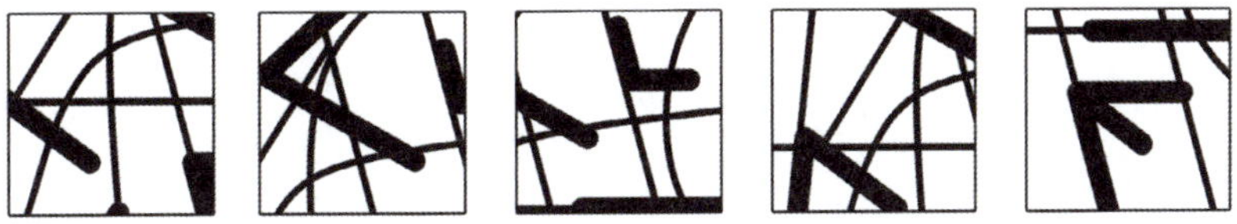

6. **4.**

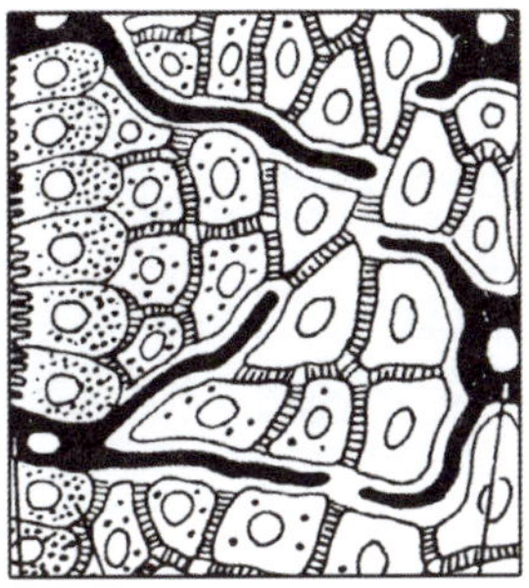

(A) (B) (C) (D) (E)

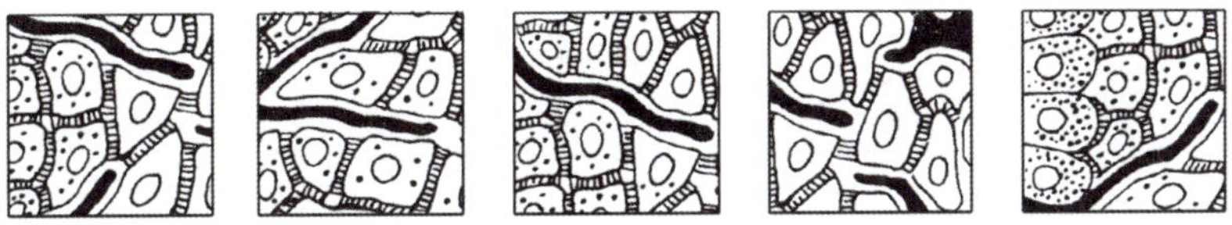

7.

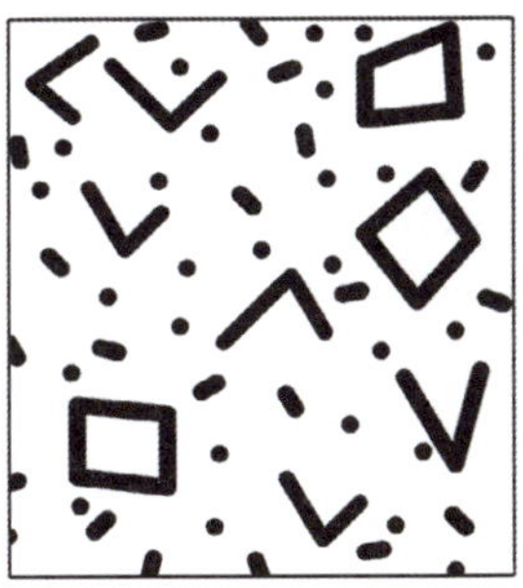

(A) (B) (C) (D) (E)

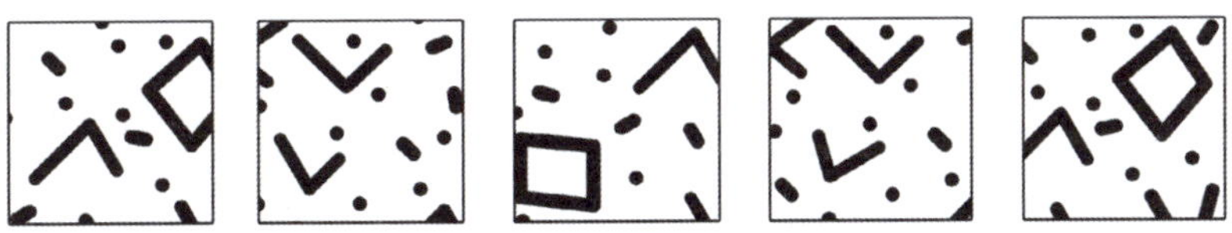

8. **5.**

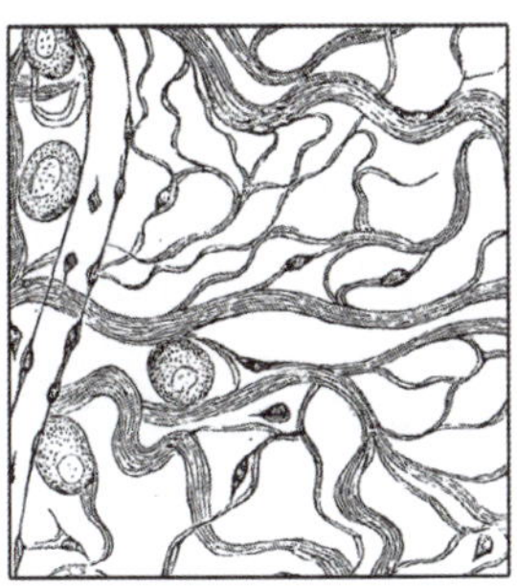

(A) (B) (C) (D) (E)

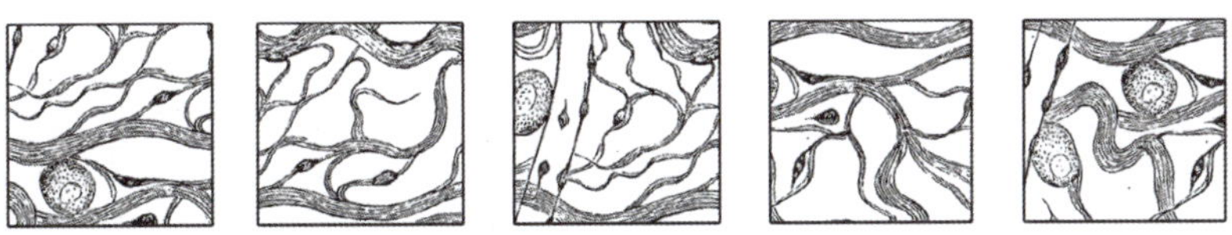

Umblättern und weiterarbeiten!

9.

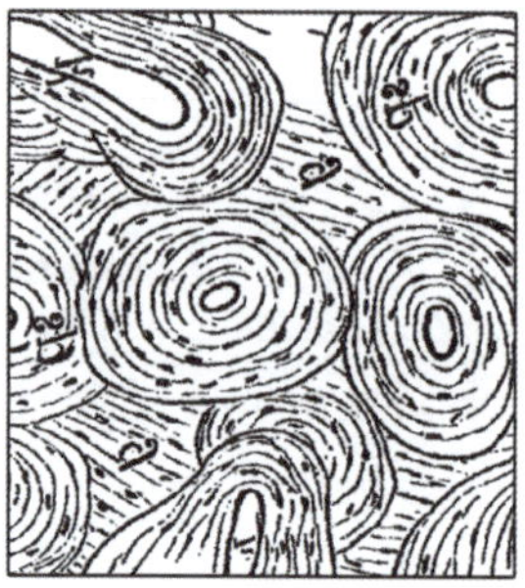

(A)

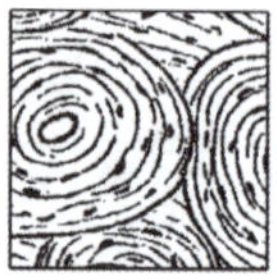

(B)

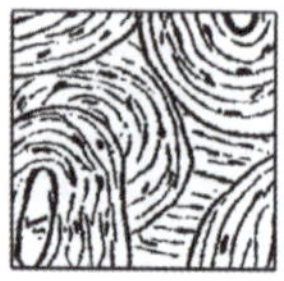

(C)

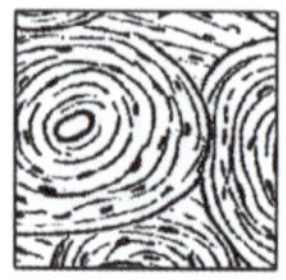

(D)

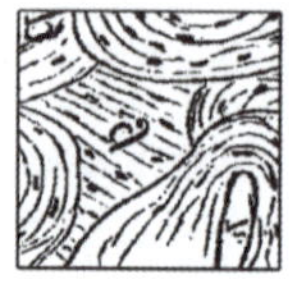

(E)

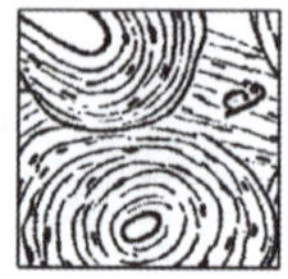

10.

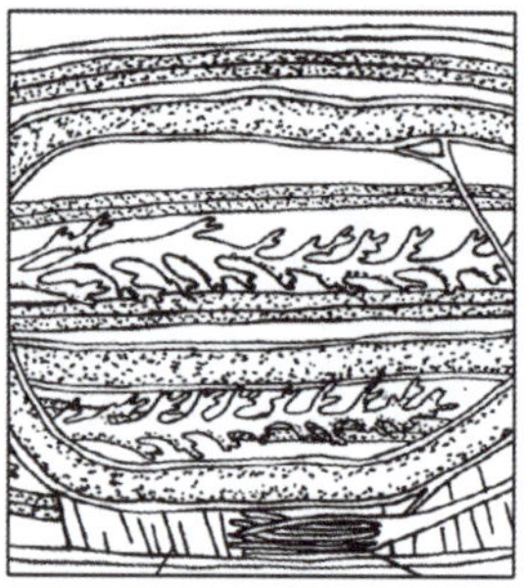

(A)

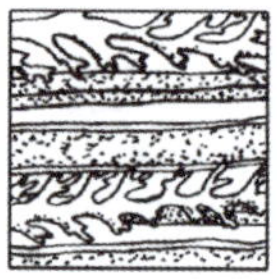

(B)

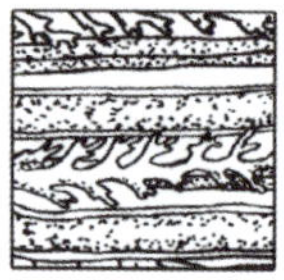

(C)

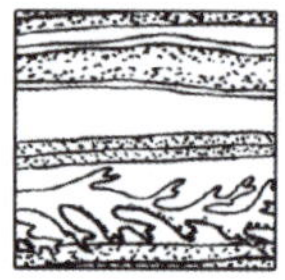

(D)

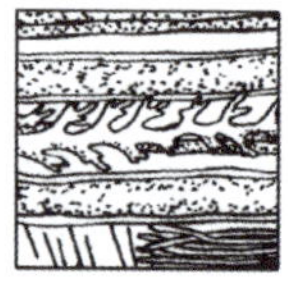

(E)

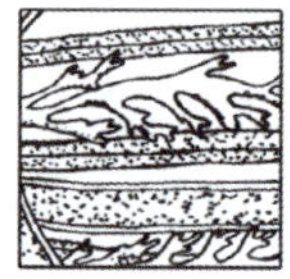

11.

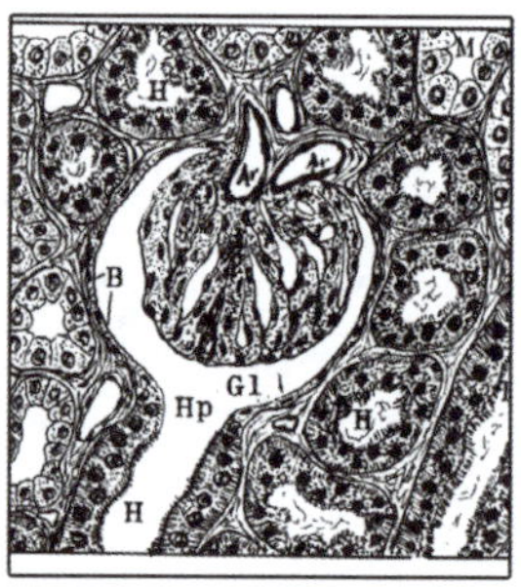

(A)

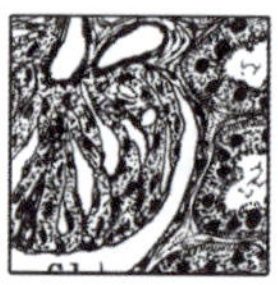

(B)

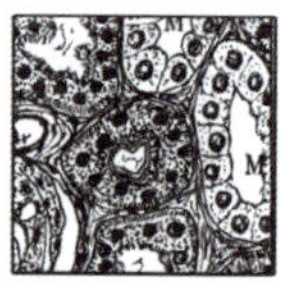

(C)

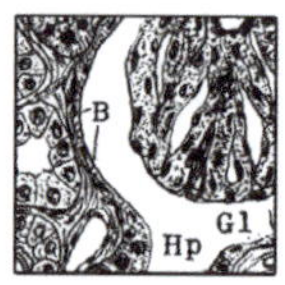

(D)

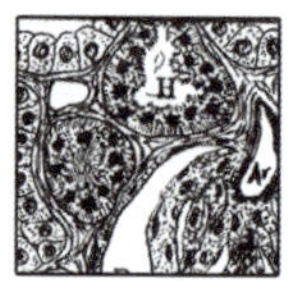

(E)

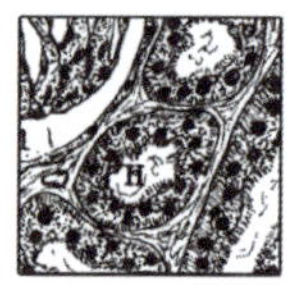

12. 6.

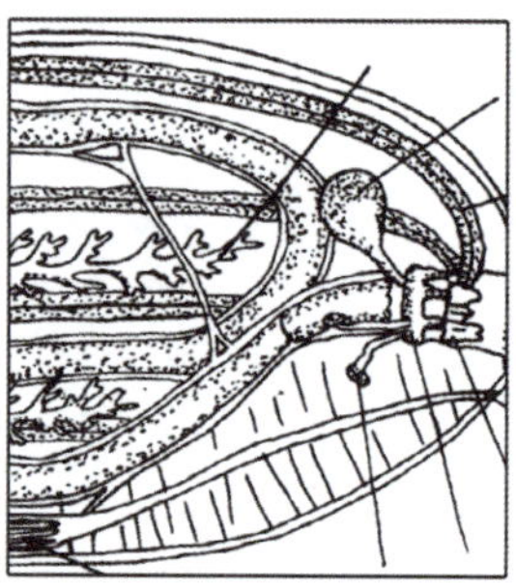

(A)

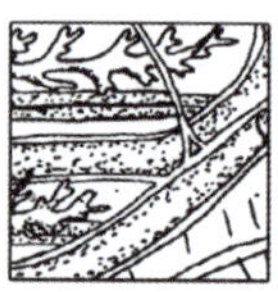

(B)

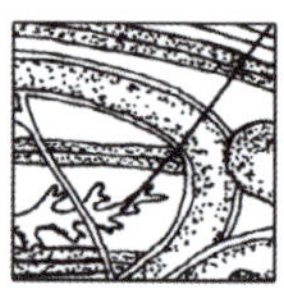

(C)

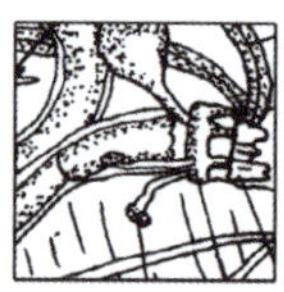

(D)

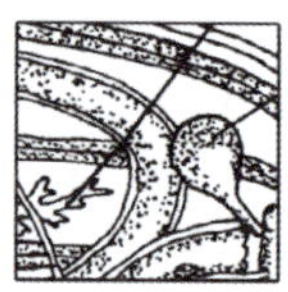

(E)

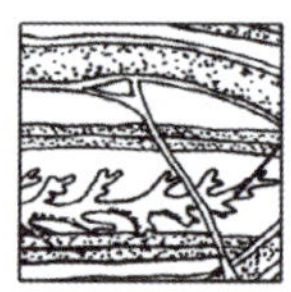

13. **7.**

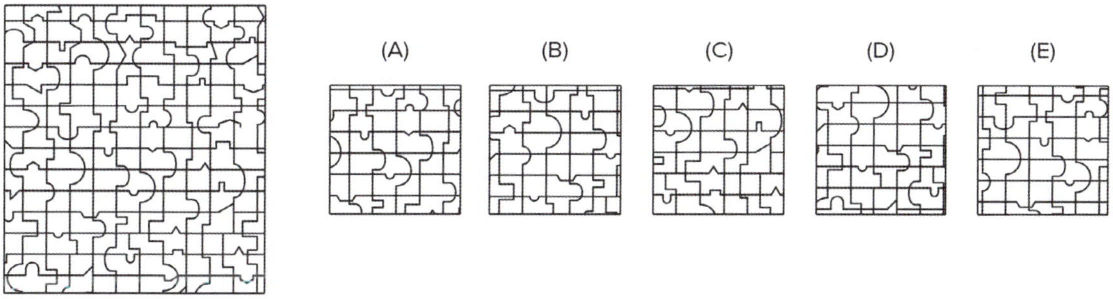

14. **8.**

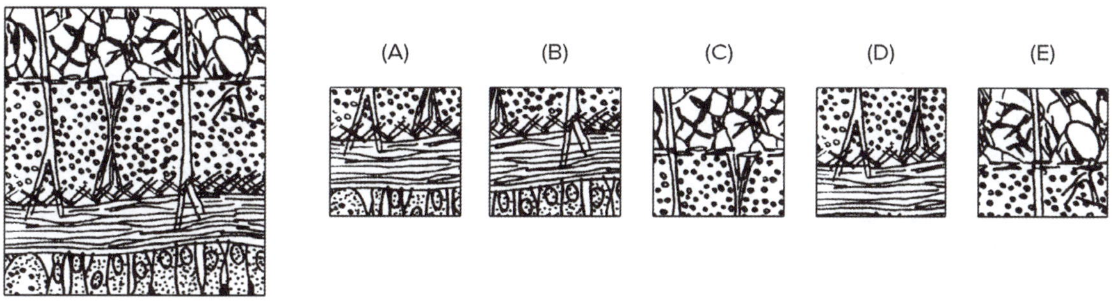

15. **9.**

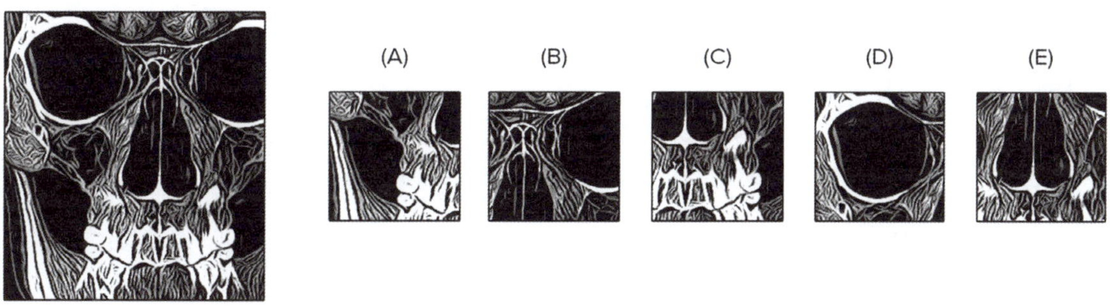

16. **10.**

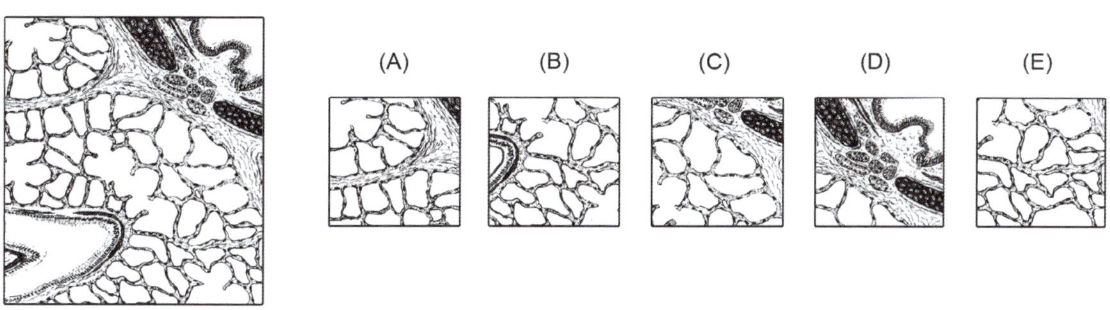

Umblättern und weiterarbeiten!

17. **11.**

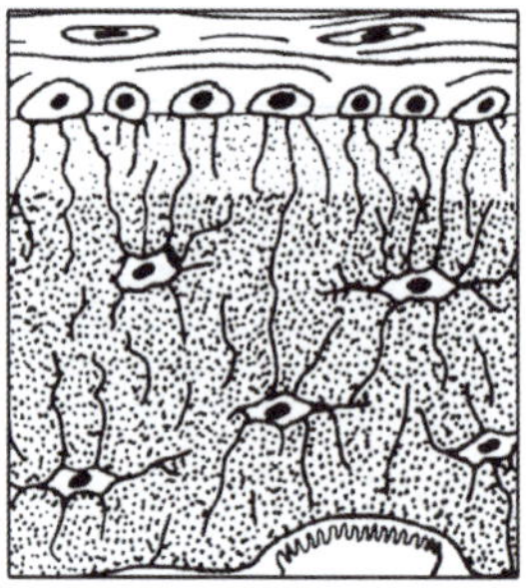

(A)

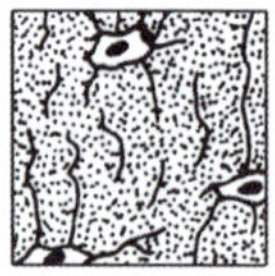

(B)

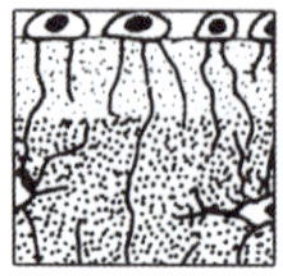

(C)

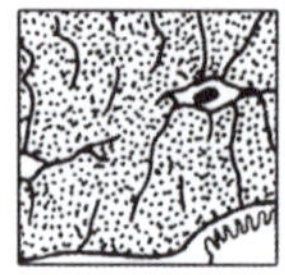

(D)

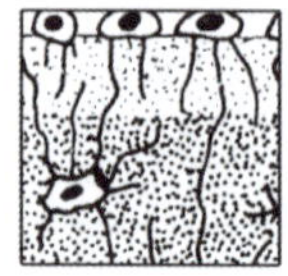

(E)

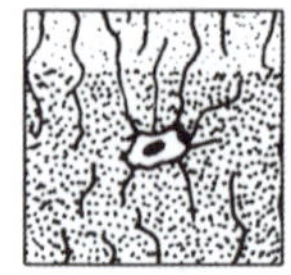

18. **12.**

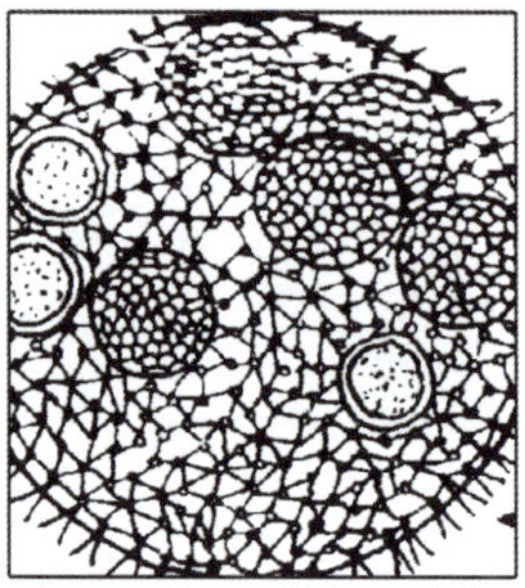

(A)

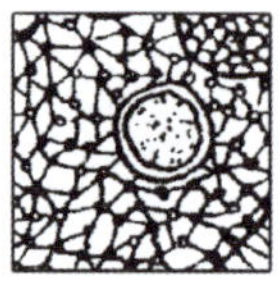

(B)

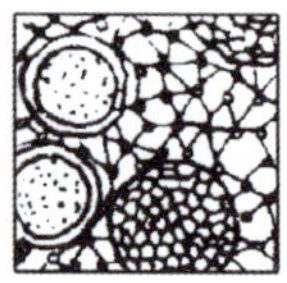

(C)

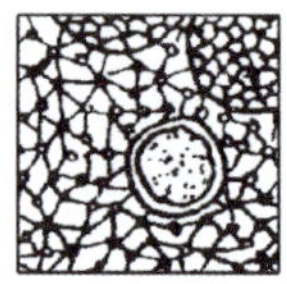

(D)

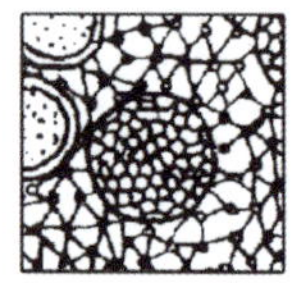

(E)

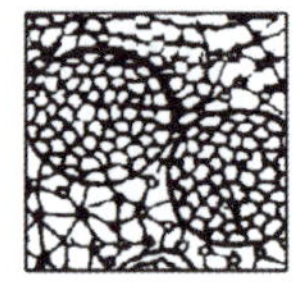

19. **13.**

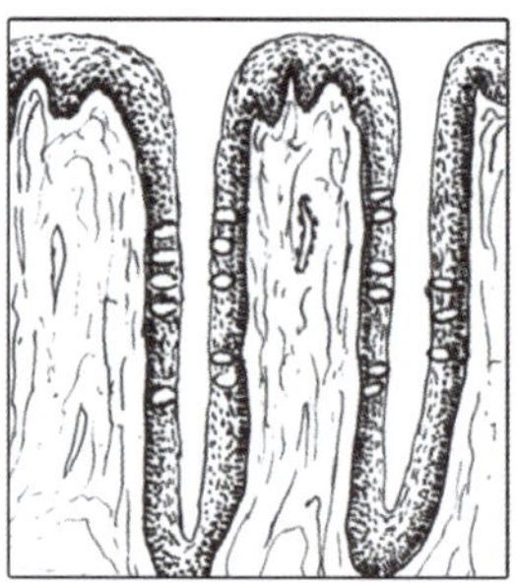

(A)

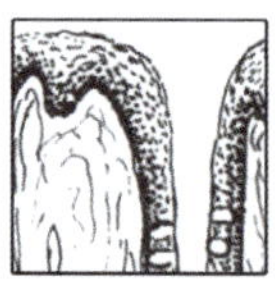

(B)

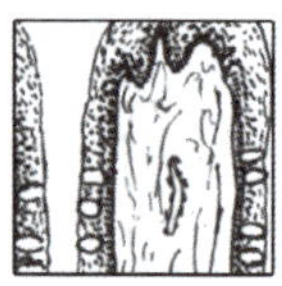

(C)

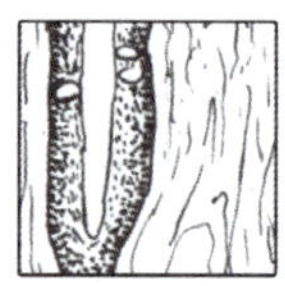

(D)

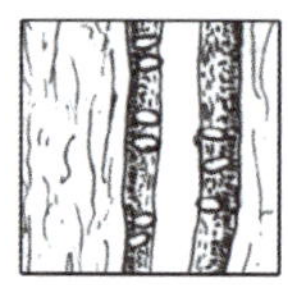

(E)

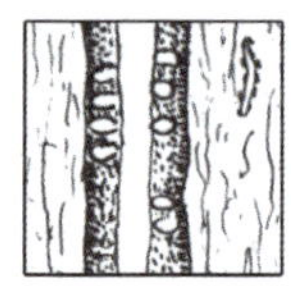

20. **14.**

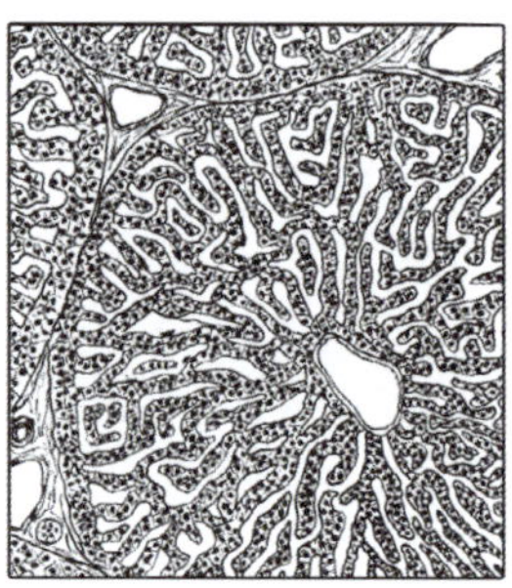

(A)

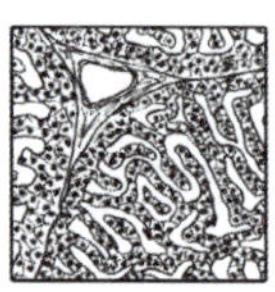

(B)

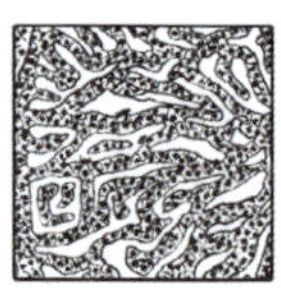

(C)

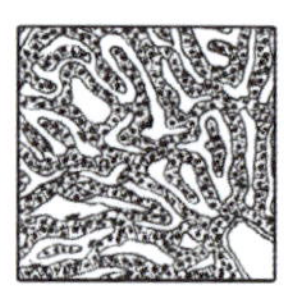

(D)

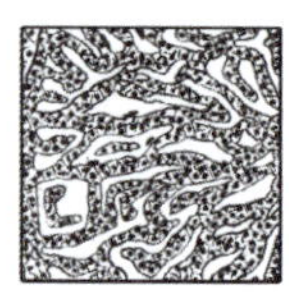

(E)

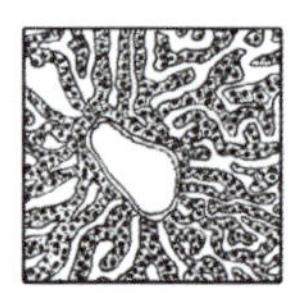

21. **15.**

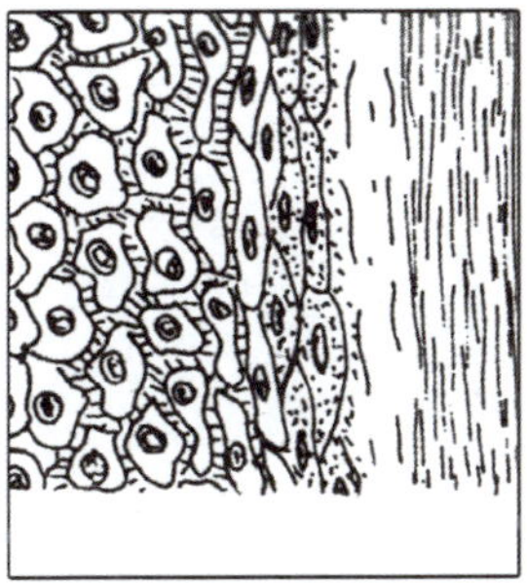

(A)
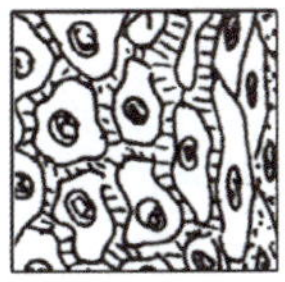
(B)
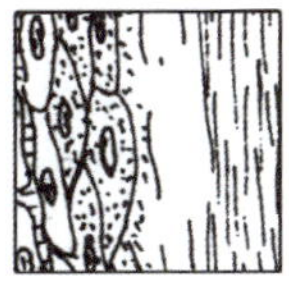
(C)
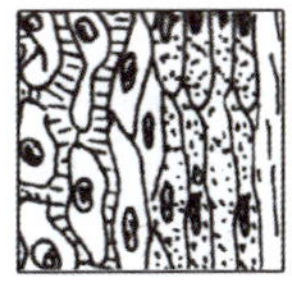
(D)
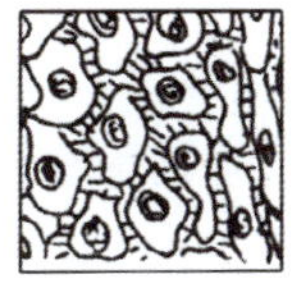
(E)
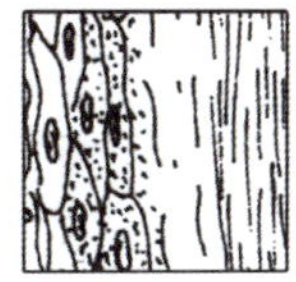

22. **16.**

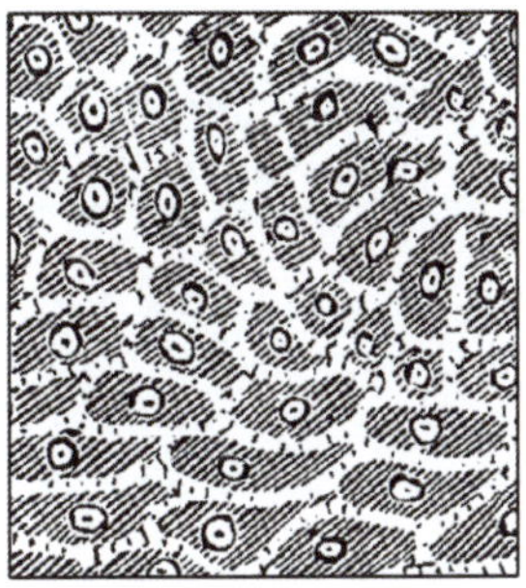

(A)
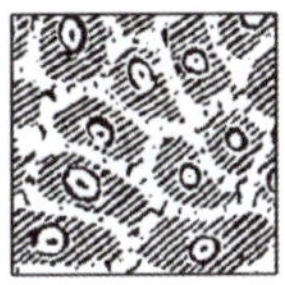
(B)
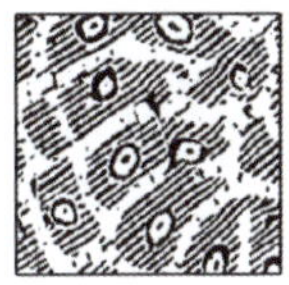
(C)
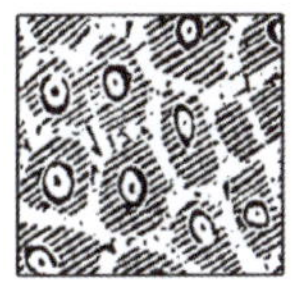
(D)
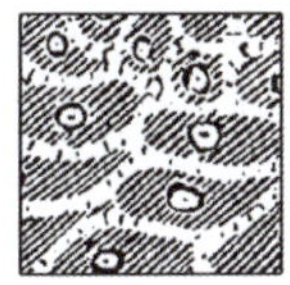
(E)
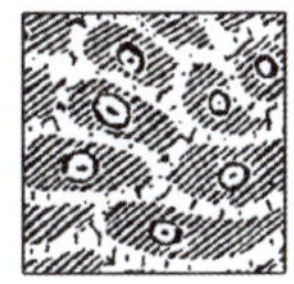

23. **17.**

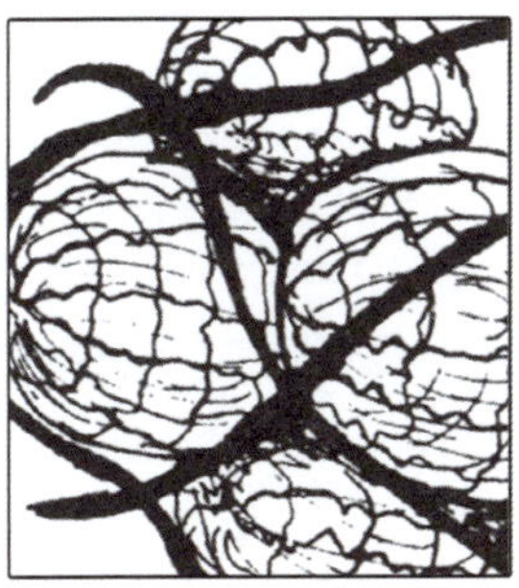

(A)
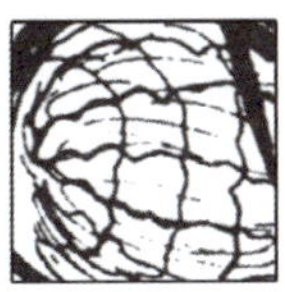
(B)
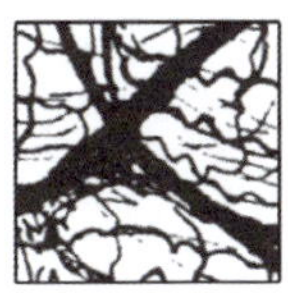
(C)
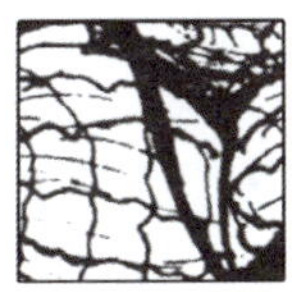
(D)
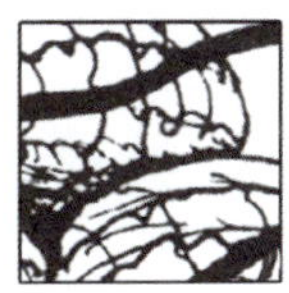
(E)
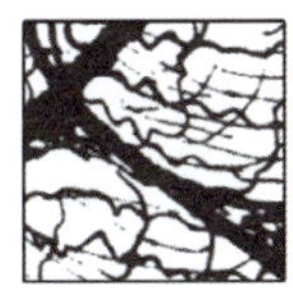

24. **18.**

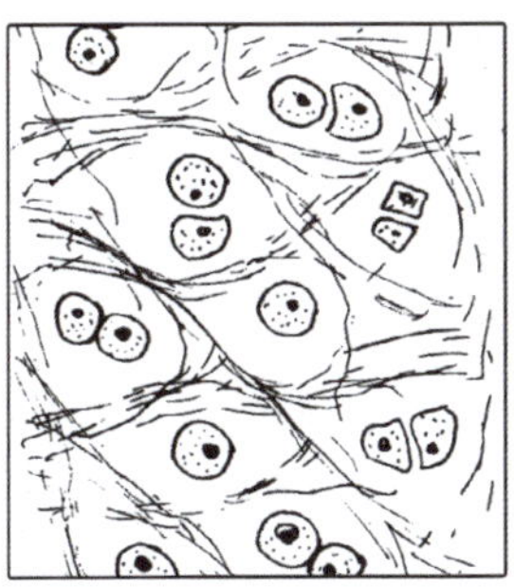

(A)
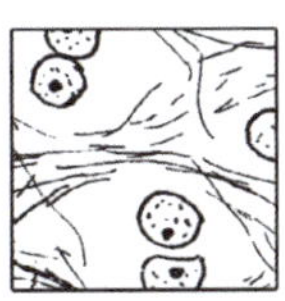
(B)
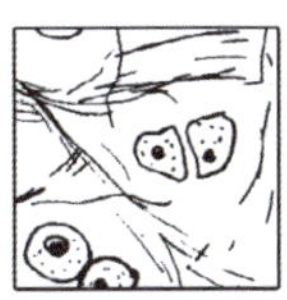
(C)
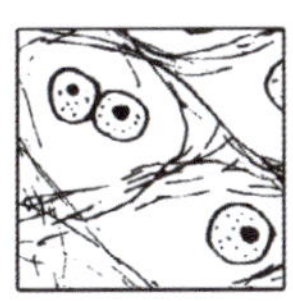
(D)
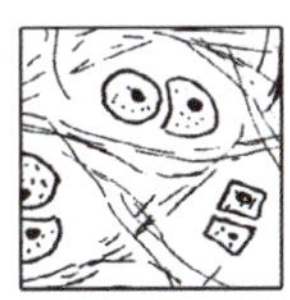
(E)
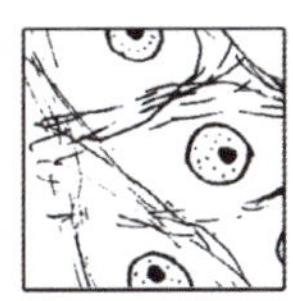

Nicht umblättern! Weitere Bearbeitung erst nach Zeichen der Testleitung.

STOP!

2. MEDIZINISCH-NATURWISSENSCHAFTLICHES GRUNDVERSTÄNDNIS

Mit den folgenden Aufgaben wird Ihr Verständnis für naturwissenschaftliche und medizinische Sachverhalte geprüft. Dabei geht es darum, komplexe naturwissenschaftliche Texte zu verstehen und daraus logische Schlüsse ableiten zu können.

Markieren Sie für jede Aufgabe die im Sinne der Fragestellung zutreffende Antwort auf dem Antwortbogen.

Im TMS sind insgesamt **24 Aufgaben** in **60 Minuten** und im EMS **18 Aufgaben** in **45 Minuten** zu bearbeiten.

25. **19.** Das Peptidhormon CRH wird aus dem Hypothalamus sezerniert und stimuliert in der Hypophyse die ACTH-Freisetzung. Neben ACTH entstehen aus dem Prohormon Proopiomelanocorticotropin (POMC) in der Hypophyse die Peptidhormone β-Endorphin, γ-LPH und α-MSH. Letzteres wirkt stimulierend auf eine Vielzahl von Zelltypen, sodass es beispielsweise über Stimulation der Melanozyten die Pigmentierung der Haut fördert. Neben Stress stimulieren Leptin und IL-1β den Hypothalamus, wohingegen Endorphine dort eine hemmende Wirkung entfalten. ACTH wirkt auf die Zona fasciculata der Nebennierenrinde und regt dort die Cortisol-Freisetzung an. Erhöhte Cortisol-Konzentrationen hemmen über negative Rückkopplung die Produktion von CRH bzw. POMC durch den Hypothalamus bzw. die Hypophyse. Ziel dieses Rückkopplungsmechanismus ist es, die erhöhte Cortisol-Konzentration durch eine kurzfristig reduzierte Synthese auszugleichen. Prostaglandine sind körpereigene Hormone, die über sog. second messenger (sekundäre Botenstoffe) Schmerz-, Fieber- und Entzündungsprozesse fördern. Die Prostaglandinsynthese wird durch Cortisol reduziert. Bei Morbus Addison liegt eine Unterfunktion der Nebennierenrinde vor. Das Cushing-Syndrom ist häufig durch ein ACTH-produzierendes Hypophysenadenom (Tumor) charakterisiert.

Welche der nachfolgenden Aussagen ist/sind zutreffend?

I. Erhöhte IL-1β-Konzentrationen führen zu einer dauerhaft erhöhten CRH-Freisetzung aus dem Hypothalamus.
II. Morbus Addison kann zu einer verminderten Pigmentierung der Haut führen.
III. Eine verminderte CRH-Konzentration kann durch das Cushing-Syndrom verursacht werden.
IV. Übermäßiger Stress verursacht häufig über second messenger-Systeme Fieber.

(A) Nur die Aussage I trifft zu.
(B) Die Aussagen I, II und III treffen zu.
(C) Nur die Aussage III trifft zu.
(D) Die Aussagen I und III treffen zu.
(E) Keine Aussage trifft zu.

Umblättern und weiterarbeiten!

26. **20.** Insulin fördert die Synthese von Triacylglycerinen (Lipogenese) durch Stimulation der Glucoseaufnahme und die Aktivierung des Enzyms cAMP-Phosphodiesterase, welches cAMP abbaut. Hierdurch wird die hormonsensitive Lipase gehemmt und der Abbau von Triacylglycerinen (Lipolyse) verhindert. Dem Insulin entgegengesetzt wirksame Hormone regulieren die Lipolyse (Triacylglycerinabbau): Adrenalin und Noradrenalin wirken stimulierend auf alle Adrenozeptoren und stimulieren über β_2- und evtl. β_3-Adrenozeptoren das Adenylatcyclase-System: Eine cAMP- Erhöhung und Aktivierung der Proteinkinase A mit nachfolgender Steigerung der Lipolyse sind die Folge. Einige Fettzellen können jedoch auch α_2-Adrenozeptoren exprimieren, welche hemmend auf das Adenylatcyclase-System wirken. Das Fettgewebe kann auch Hormone und Signalmoleküle herstellen. Wirken diese (wie IGF-1 und TNFα) auf benachbarte Zellen, spricht man von parakriner Hormonwirkung. Auch Leptin wird praktisch ausschließlich im Fettgewebe produziert. Nimmt die Fettmasse zu, steigt auch die Leptinsekretion. Leptin vermindert die Nahrungsaufnahme durch Hemmung des Hormons NPY.

Welche der folgenden Aussagen lässt sich aus diesen Informationen nicht ableiten?

(A) Kommt es zu einer Verminderung der Fettmasse, so sinkt die Leptinsekretion entsprechend.
(B) Insulin reduziert die Lipolyse über den Abbau von cAMP.
(C) Adrenalin und Noradrenalin stimulieren mit ihrer Wirkung auf Adrenozeptoren immer die Lipolyse.
(D) Lipogenese und Lipolyse sind entgegengerichtet reguliert.
(E) Hohe NPY-Konzentrationen steigern die Nahrungsaufnahme.

27. **21.** Etwa ab dem 14. Tag nach der Befruchtung der Eizelle lässt sich eine Schwangerschaft mittels eines immunologischen Urintests nachweisen. Hierbei wird in der Regel das Vorhandensein des schwangerschaftserhaltenden Hormons hCG (humanes Choriongonadotropin) geprüft. Eine quantitative Messung der hCG-Konzentration im Urin kann jedoch nur in einem medizinischen Labor erfolgen. Angegeben wird die Konzentration in internationalen Einheiten (IE) pro Liter. Zu Beginn der Schwangerschaft verdoppeln sich die Werte etwa alle 2,5 Tage, doch etwa ab der 8. bis 10. Schwangerschaftswoche werden konstante Werte um 45 000 IE/L erreicht. Schon 7–10 Tage nach erfolgter Befruchtung kann das hCG auch im Blutserum festgestellt werden. Die Halbwertszeit des hCGs beträgt im Serum nach einer Geburt etwa 24–36 Stunden, sodass nach 7–11 Tagen die Nachweisbarkeitsgrenze unterschritten wird. Bei Fehlgeburten wird diese dagegen nach 9–35 Tagen, nach einem Schwangerschaftsabbruch nach etwa 16–60 Tagen unterschritten. Im Körper wirkt hCG anregend auf die Produktion von Östrogenen und natürlichen Gestagenen wie Progesteron. Ein falsch positiver Schwangerschaftstest kann durch Chorionkarzinome und andere Keimzelltumoren zustande kommen, da diese ebenfalls hCG bilden können. Pillenpräparate zur Schwangerschaftsverhütung enthalten Östrogene und synthetische Gestagene, welche die Wirkung von Progesteron imitieren, jedoch kein hCG.

Welche der nachfolgenden Aussagen lässt bzw. lassen sich aus den Informationen ableiten?

I. Zwischen Tag 10 und Tag 20 nach der Befruchtung verachtfacht sich die hCG-Konzentration im Urin.
II. Über mehr als fünf Wochen detektierbare, sinkende hCG-Konzentrationen im Urin deuten auf einen vorausgegangenen Schwangerschaftsabbruch hin.
III. Erhöhte Progesteron-Werte können auf eine Schwangerschaft, einen Keimzelltumor oder eine wenige Tage zuvor erfolgte Fehlgeburt zurückzuführen sein, jedoch nicht auf die Einnahme der „Pille“.

(A) Nur die Aussage I lässt sich ableiten.
(B) Nur die Aussage II lässt sich ableiten.
(C) Die Aussagen I und II lassen sich ableiten.
(D) Nur die Aussage III lässt sich ableiten.
(E) Keine der Aussagen lässt sich ableiten.

Umblättern und weiterarbeiten!

28. **22.** Die Stäbchen sind ein zentraler Zelltyp der menschlichen Netzhaut und vermitteln mit einer hohen Lichtempfindlichkeit das Schwarz-Weiß-Sehen. Beim Einfall von Licht auf die Stäbchen kommt es zur Umwandlung von 11-cis-Retinal in all-trans-Retinal, das wiederum zu einer Aktivierung des in den Stäbchen vorliegenden Rhodopsin in Metarhodopsin-II führt. Dieses Protein führt nun zu einer Aktivierung von Transducin. In der Folge kommt es zur Freisetzung der alpha-Untereinheit des Transducins, die wiederum eine Aktivierung der cGMP-abhängigen-Phosphodiesterase (PDE) vermittelt. Im aktivierten Zustand vermittelt die PDE den Abbau von cGMP zu GMP. In den Stäbchen ist die Anwesenheit von cGMP für die Aktivität von Kationenkanälen erforderlich, die einen Einstrom von Natrium und Calcium und damit eine Depolarisation der Zelle vermitteln. Durch einen Verschluss dieser Kanäle kommt es zu einer entgegengesetzten Entwicklung durch die Repolarisation der Zelle. Im Falle einer Depolarisation kommt es zur Freisetzung des Neurotransmitters Glutamat aus den Stäbchen, dieser wirkt auf mit den Stäbchen verschaltete On-Bipolarzellen hemmend, während er einen aktivierenden Effekt auf Off-Bipolarzellen besitzt.

Welche der folgenden Aussagen lässt/lassen sich ableiten?

I. Der Einfall von Licht auf ein Stäbchen wirkt auf eine nachgeschaltete On-Bipolarzelle hemmend.
II. Die Umwandlung von 11-cis- in all-trans-Retinal erhöht die cGMP-Spiegel im Stäbchen.
III. Ein Funktionsverlust der alpha-Untereinheit des Transducins begünstigt die Freisetzung von Glutamat aus den Stäbchen.

(A) Nur die Aussage I lässt sich ableiten.
(B) Nur die Aussage II lässt sich ableiten.
(C) Nur die Aussage III lässt sich ableiten.
(D) Die Aussagen I und III lassen sich ableiten.
(E) Alle Aussagen lassen sich ableiten.

29. **23.** Bei dem Krankheitsbild des Asthma bronchiale handelt es sich um eine chronisch-entzündliche Erkrankung der Atemwege, die mit Husten, Atemnot und vor allem mit erschwerter Ausatmung einhergeht. β_2-Adrenozeptor-Agonisten, auch β_2-Sympathomimetika genannt, sind Arzneistoffe, die vor allem an der glatten Muskulatur der Bronchien wirken, um diese zu entspannen. Diese medikamentöse Relaxation der kontrahierten glatten Muskulatur bezeichnet man auch als Bronchospasmolyse. Bei obstruktiven Atemwegserkrankungen stellen β_2-Sympathomimetika neben der Basistherapie mit inhalativen Glucocorticoiden die Mittel der 1. Wahl dar. Sie senken zudem den Atemwegswiderstand, steigern die mukoziliäre Klärfunktion und hemmen die mikrovasale Exsudation, welche bezeichnend sind für dieses Krankheitsbild. Adrenalin und Noradrenalin stellen physiologische Liganden der β_2-Adrenozeptoren dar. Infolge der Rezeptoraktivierung werden sog. G-Proteine aktiviert, die wiederum die Aktivität der Adenylatzyklasen fördern. Folglich steigt die Konzentration an cyclischem AMP (cAMP), welches zu einer gesteigerten Aktivität der Proteinkinase A (PKA) führt. Diese führt durch Phosphorylierung zur Hemmung des Enzyms MLCK, wodurch eine Relaxation der glatten Muskelzellen eintritt. Weiterhin wird das Enzym MLCP, welches die Calciumsensitivität der glatten Muskelzellen herabsetzt, durch die PKA aktiviert. Calcium leitet die Muskelkontraktion ein.

Welche der folgenden Aussagen lässt sich aus diesen Informationen nicht ableiten?

(A) Noradrenalin und β_2-Sympathomimetika entfalten eine gleichsinnige Wirkung an β_2-Adrenozeptoren.
(B) Während der Bronchospasmolyse wird die Calciumsensitivität der Bronchialmuskulatur herabgesetzt.
(C) Bei einem Patientien mit Asthma bronchiale ist die mikrovasale Exsudation gesteigert und die mukoziliäre Klärfunktion beeinträchtigt.
(D) Eine Verringerung des Atemwegswiderstandes kann durch Hemmung des Enzyms MLCP erreicht werden.
(E) Eine medikamentös induzierte Phosphorylierung der MLCK löst eine Bronchospasmolyse aus.

Umblättern und weiterarbeiten!

30. Für die Muskelkontraktion der glatten Muskulatur des Organismus ist ein Anstieg des intrazellulären Calciums über einen bestimmten Schwellenwert erforderlich. Wird dieser überschritten, kommt es zur Bindung von Calcium an Calmodulin und damit zur Aktivierung der Kinase MLCK. Diese phosphoryliert den regulatorischen Teil der leichten Kette des Myosins und setzt damit die Kontraktion der glatten Muskelzelle in Gang. Die Kontraktionskraft steigt dabei mit der Aktivität der MLCK. Die Phosphatase MLCP stellt einen Gegenspieler der MLCK dar und vermittelt die Dephosphorylierung von Myosin. Die Aktivierung eines $G_{12/13}$-Protein-gekoppelten Rezeptors wie dem AT_1-Rezeptor aktiviert die kleine GTPase RhoA, welche wiederum die Rho-Kinase stimuliert. Durch Phosphorylierung hat diese Rho-Kinase einen inhibitorischen Effekt auf die MLCP. Die Guanylatcyclase wird unter anderem durch Stickstoffmonoxid (NO) aktiviert und bewirkt durch die Bildung von cGMP eine Aktivierung der PKG. Die PKG hat einen inhibitorischen Effekt auf RhoA und fördert die Aktivität der MLCP.

Welche der folgenden Vorgänge fördern demnach die Kontraktion der glatten Muskulatur?

I. Aktivierung des AT_1-Rezeptors
II. Gabe eines Medikamentes zur Steigerung der NO-Spiegel
III. Hemmung von RhoA
IV. Inhibition eines Transporters zur Ausschleusung von Calcium aus der Zelle

(A) Die Aussagen I und III treffen zu.
(B) Die Aussagen I und IV treffen zu.
(C) Die Aussagen II und III treffen zu.
(D) Die Aussagen I, II und IV treffen zu.
(E) Die Aussagen II, III und IV treffen zu.

31. GnRH ist ein Hormon, das im Hypothalamus gebildet wird und sowohl bei männlichen als auch weiblichen Organismen vorkommt. Eine Steigerung der GnRH Konzentration stimuliert die Bildung der Gonadotropine LH und FSH. Die in der Hypophyse gebildeten Gonadotropine stimulieren die Ovarien, was eine vermehrte Produktion der Steroidhormone Östrogen und Progesteron bewirkt. In der ersten Zyklushälfte des weiblichen Menstruationszyklus kommt es unter dem Einfluss erhöhter FSH-Spiegel zur Auswahl und Reifung eines Follikels. Sowohl Östrogene als auch Progesteron hemmen die GnRH-Bildung im Hypothalamus.

Welche der nachfolgenden Aussagen lässt bzw. lassen sich aus diesen Informationen ableiten?

I. Wird vermehrt GnRH im Hypothalamus gebildet, wird die GnRH-Bildung darauffolgend durch erhöhte Östrogenwerte gehemmt.
II. Eine Kombination aus dauerhaft erhöhten GnRH-, LH- und FSH-Werten kann auf eine Störung der Bildung von Steroidhormonen hinweisen.
III. Ist die Bildung von LH und FSH krankhaft vermindert, sinkt auch die Bildung von GnRH.

(A) Nur die Aussage I lässt sich ableiten.
(B) Nur die Aussage II lässt sich ableiten.
(C) Nur die Aussage III lässt sich ableiten.
(D) Die Aussagen I und II lassen sich ableiten.
(E) Die Aussagen I und III lassen sich ableiten.

Umblättern und weiterarbeiten!

32. Das Ohr teilt sich in das äußere Ohr (bestehend aus Ohrmuschel, äußerem Gehörgang und Trommelfell), das Mittelohr (bestehend aus den Gehörknöchelchen, die in der Paukenhöhle liegen und als Hammer (Malleus), Amboss (Incus) und Steigbügel (Stapes) bezeichnet werden) und das Innenohr (bestehend aus dem knöchernen Labyrinth, welches das häutige Labyrinth umschließt) auf. Äußeres Ohr und Paukenhöhle werden durch das Trommelfell voneinander getrennt. Die Fortleitung der Schallenergie erfolgt durch Schwingungen des Trommelfells und Weiterleitung an den Hammer, der die nachfolgenden Gehörknöchelchen in Schwingung versetzt. Das häutige Labyrinth stellt ein geschlossenes Schlauchsystem dar, das mit Endolyphe gefüllt ist und durch mit Perilymphe gefüllte Spalträume vom knöchernen Labyrinth getrennt wird. Das Innenohr besitzt sowohl Strukturen für die Hörverarbeitung (Hörschnecke oder Cochlea), als auch solche, die dem Gleichgewichtsorgan zugerechnet werden (Bogengänge). Als ovales Fenster wird die Öffnung in der dem Labyrinth zugewandten Wand der Paukenhöhle bezeichnet, in welche der Steigbügel eingebettet ist, um so die Schwingungen an die Cochlea weiterzugeben. Dagegen versteht man unter dem sog. runden Fenster eine weitere kleine, runde Knochenöffnung zwischen Mittelohr und Innenohr, die durch eine Membran verschlossen ist und dem Schwingungsausgleich dient.

Welche der folgenden Aussagen lässt bzw. lassen sich aus diesen Informationen ableiten?

I. Besteht eine Incus-Fraktur (Bruch), ist die Schallweiterleitung durch Schwingungen der Gehörknöchelchen an die Bögengänge beeinträchtigt.
II. Ovales und rundes Fenster sind beides Strukturen, die Mittel- und Innenohr gegeneinander abgrenzen.
III. Der Stapes ist am Übergang von Knochen- und Flüssigkeitsleitung des Schalls beteiligt, der Malleus bildet den Übergang der Luft- zu Knochenleitung.

(A) Nur die Aussage I lässt sich ableiten.
(B) Nur die Aussage III lässt sich ableiten.
(C) Die Aussagen I und III lassen sich ableiten.
(D) Die Aussagen II und III lassen sich ableiten.
(E) Keine der drei Aussagen lässt sich ableiten.

33. 24. Sarkomere bilden die funktionellen Einheiten eines Muskels und sind für dessen Kontraktion verantwortlich. Sie bestehen aus dicken Myosin- und dünnen Aktinfilamenten und finden sich in quergestreifter, glatter und der Herz-Muskulatur wieder. Erstere lässt sich anhand einer durch alternierende, überlappende Anordnung der Filamente bedingte Querstreifung unter dem Lichtmikroskop identifizieren. Bei diesem Muskeltyp sind zudem viele Sarkomere innerhalb einer Myofibrille neben- und hintereinander angeordnet. Hunderte von Myofibrillen setzen sich wiederum zu einer Muskelfaser zusammen. Glatte Muskulatur zeigt das Phänomen der Querstreifung nicht. Sie dient der Organbewegung im Gastrointestinal- und Urogenitaltrakt und findet sich auch in den Lungen und Blutgefäßen. Die Kontraktion eines jeden dieser Muskeltypen tritt ein, wenn dicke und dünne Filamente aneinander vorbeigleiten, ohne jedoch die Eigenlänge zu verändern. Aus den dicken Filamenten ragen kleine Protein-Köpfchen heraus, die an ein dünnes Filament binden und sich durch ruderartige Bewegungen entlang dieser verschieben können. Um ein Ablösen der Köpfchen und somit eine neue „Ruderbewegung" des Köpfchens zu initiieren, wird ATP als Energielieferant benötigt. Zudem spielt Calcium eine entscheidende Rolle, da erst nach Erreichen einer Schwellenkonzentration das dünne Filament für die Bindung der Köpfchen freigegeben wird.

Welche der folgenden Aussagen lässt/lassen sich aus diesen Informationen ableiten?

I. Eine Organbewegung im Gastrointestinaltrakt ist ohne ATP und Calcium nicht möglich.
II. Von dickster zu dünnster Struktur lässt sich in der quergestreiften Muskulatur folgende Reihenfolge feststellen: Muskelfaser – Myofibrille – Sarkomer – Myosinfilament – Aktinfilament.
III. Die Ruderbewegung der Aktinköpfchen entlang der Myosinfilamente führt zu einer Verkürzung der Sarkomere, ohne dass sich die Filamente selbst verkürzen.

(A) Nur die Aussage I lässt sich ableiten.
(B) Nur die Aussage III lässt sich ableiten.
(C) Die Aussagen I und II lassen sich ableiten.
(D) Die Aussagen II und III lassen sich ableiten.
(E) Alle Aussagen lassen sich ableiten.

Umblättern und weiterarbeiten!

34. 25. Die Signalübertragung durch chemische Synapsen, die grundsätzlich von elektrischen Synapsen unterschieden werden muss, erfolgt primär über eine präsynaptische Struktur, die in einer Verdickung des Nervenendes besteht. Sie enthält sog. synaptische Vesikel, die den für die jeweilige Synapse typischen Transmitter (Botenstoff), durch den die Informationsübertragung erfolgt, beinhalten. Die Depolarisierung des präsynaptischen Nervenendes bedingt eine Öffnung von Na^{+} (Natrium)-Kanälen, die wiederum eine Öffnung von spannungsabhängigen Ca^{2+} (Calcium)-Kanälen vermittelt. Die daraus entstehende präsynaptische Erhöhung der Calciumkonzentration führt zu einer Ausschüttung des Inhaltes der synaptischen Vesikel in den synaptischen Spalt. In der postsynaptischen Membran finden sich Rezeptoren für diese Transmitter, die daraufhin im Allgemeinen eine Depolarisierung der postsynaptischen Zellmembran auslösen (exzitatorisches postsynaptisches Potential). Das Gegenteil der Depolarisation ist die Hyperpolarisation, die mit einer Aktivierung von K^{+}-Kanälen einhergeht (inhibitorisches postsynaptisches Potential). Beispiele für Transmitter sind Acetylcholin, Dopamin, Noradrenalin und Adrenalin.

Welche der folgenden Aussagen lässt sich aus diesen Informationen ableiten?

(A) Da die Depolarisierung des präsynaptischen Nervenendes im Verlauf zu einer Öffnung von spannungsabhängigen Ca^{2+}-Kanälen führt, nennt man sie elektrische Synapse.

(B) Eine präsynaptische Öffnung von Na^{+}-Kanälen kann zu einer postsynaptischen Aktivierung von K^{+}-Kanälen führen.

(C) Bei einem inhibitorischen postsynaptischen Potential handelt es sich bei dem Botenstoff der Vesikel um K^{+}-Ionen.

(D) Medikamente, die Na^{+}-Kanäle blockieren, verringern die Calciumkonzentration in der postsynaptischen Membran.

(E) Gelangt ein Transmitter (z. B. Dopamin) in den synaptischen Spalt, kann ein exzitatorisches postsynaptisches Potential nur durch eine rezeptorvermittelte Hyperpolarisation ausgelöst werden.

35. **26.** Die totale Lungenkapazität beschreibt das Volumen nach maximaler Einatmung. Diese besteht aus der Vitalkapazität und dem Residualvolumen. Das Residualvolumen ist das Luftvolumen, das nach maximaler Exspiration noch in den Lungen verbleibt. Die Vitalkapazität setzt sich wiederum aus dem Atemzugsvolumen und dem exspiratorischen sowie dem inspiratorischem Reservevolumen zusammen. Das Atemzugsvolumen beschreibt dabei das Volumen, welches bei einem normalen Atemzug ein- und ausgeatmet wird. Das inspiratorische bzw. exspiratorische Reservevolumen entspricht dem Volumen, welches nach einem normalen Atemzug noch zusätzlich maximal ein- bzw. ausgeatmet werden kann. Das Atemzugsvolumen und das inspiratorische Reservevolumen ergeben die Inspirationskapazität. Zudem stellen das exspiratorische Reservevolumen und das Residualvolumen zusammen die funktionelle Residualkapazität dar.

Welche der nachfolgenden Aussagen lässt bzw. lassen sich aus diesen Informationen ableiten?

I. Die totale Lungenkapazität summiert sich aus funktioneller Residualkapazität und exspiratorischem Reservevolumen.
II. Die Vitalkapazität entspricht der totalen Lungenkapazität abzüglich der funktionellen Residualkapazität.
III. Kommt es durch eine Erkrankung zu einer Vergrößerung des Residualvolumens bei gleichbleibender totaler Lungenkapazität, so vergrößert sich auch die Inspirationskapazität.

(A) Nur die Aussage I lässt sich ableiten.
(B) Nur die Aussage II lässt sich ableiten.
(C) Die Aussagen I und II lassen sich ableiten.
(D) Die Aussagen I und III lassen sich ableiten.
(E) Keine der Aussagen lässt sich ableiten.

Umblättern und weiterarbeiten!

36. Die Aspartatprotease Renin spielt eine wichtige Rolle bei der mittel- und langfristigen Kreislaufregulation im Organismus. Die Freisetzung erfolgt aus den Granulazellen der Niere, unter anderem als Folge eines Blutdruckabfalls im zuführenden Nierengefäß (Vas afferens). Dieser Blutdruckabfall sorgt für eine Verminderung der Calcium-Konzentration in den Granulazellen und fördert damit die Renin-Freisetzung durch Exozytose. Renin spaltet nun Angiotensinogen in Angiotensin I, welches wiederum durch das Enzym ACE in Angiotensin II gespalten wird. Dieses wirkt über den AT_1-Rezeptor im Organismus blutdrucksteigernd, indem über den Gq_{11}-Signalweg die Calcium-Spiegel in den Zellen gesteigert werden. Die Renin-Exozytose wird durch cAMP-abhängige Kinasen vermittelt, die sich durch Calcium in ihrer Aktivität hemmen lassen und bei steigenden cAMP-Spiegeln verstärkt aktiv sind. Im Bereich der Granulazellen sind β-Adrenozeptoren vorhanden, über die Katecholamin-abhängig die Aktivität der Adenylatcyclase erhöht wird. Durch die Adenylatcyclase erfolgt die Synthese von cAMP in den Zellen. AT_1-Rezeptoren sind auf den Granulazellen ebenfalls vorhanden.

Welche der folgenden Aussagen lässt/lassen sich aus dem Text ableiten?

I. Angiotensin II fördert die Renin-Freisetzung in den Granulazellen.
II. Eine medikamentöse Blockade der β-Adrenozeptoren begünstigt eine vermehrte Bildung von Angiotensin I.
III. Hemmstoffe des ACE und Renin-Inhibitoren haben einen gleichgerichteten Einfluss auf den Blutdruck im Organismus.

(A) Nur die Aussage I lässt sich ableiten.
(B) Nur die Aussage II lässt sich ableiten.
(C) Nur die Aussage III lässt sich ableiten.
(D) Die Aussagen II und III lassen sich ableiten.
(E) Keine der Aussagen lässt sich ableiten.

37. 27. Erythropoetin (EPO) ist ein aus der Niere freigesetztes Hormon, das im Wesentlichen die Bildung von Erythrozyten im Knochenmark stimuliert. Nach der Bildung im Knochenmark haben Erythrozyten eine ungefähre Halbwertszeit von 120 Tagen. Die Freisetzung aus der Niere erfolgt hierbei in Abhängigkeit von der Sauerstoffzufuhr zur Nierenrinde. Ein niedriger Sauerstoffgehalt des Blutes führt hierbei zu einer vermehrten EPO-Freisetzung und damit der verstärkten Bildung der Sauerstoff-transportierenden Erythrozyten. Der Transkriptionsfaktor HIF ist für diese Reaktion entscheidet. HIF wird dauerhaft in der Niere gebildet, allerdings zu großen Teilen durch eine Sauerstoff(O_2)-abhängige Prolinhydroxylase hydroxyliert. Dies führt zu einer Verstärkung der Ubiquitinylierung des HIF durch die Anlagerung des Von-Hippel-Lindau-Tumorsuppressorproteins und in der Folge zum Abbau von HIF durch das Proteasom. HIF stimuliert als Transkriptionsfaktor neben der Bildung von EPO unter anderem auch die Bildung und Freisetzung von Gefäßwachstumsfaktoren wie VEGF. Ein Mangel an Erythrozyten und besonders des roten Blutfarbstoffes Hämoglobin bezeichnet man als Anämie.

Welche der folgenden Aussagen lässt/lassen sich ableiten?

I. Eine Erhöhung der Sauerstoffzufuhr im Bereich der Nierenrinde reduziert den HIF-Abbau im Proteasom.
II. Ein Funktionsverlust des Von-Hippel-Lindau-Tumorsuppressors kann eine pathologisch verstärkte Bildung von Erythroyzten, eine sog. Erythrozytose, zur Folge haben.
III. Eine Anämie ist ein typisches Zeichen einer akuten schweren Nierenschädigung.

(A) Nur die Aussage I lässt sich ableiten.
(B) Nur die Aussage II lässt sich ableiten.
(C) Nur die Aussage III lässt sich ableiten.
(D) Die Aussagen I und III lassen sich ableiten.
(E) Keine der Aussagen lässt sich ableiten.

Umblättern und weiterarbeiten!

38. 28. Der Nervus (N.) olfactorius ermöglicht Riechen, der N. opticus Sehen. Der N. oculomotorius steuert Augenbewegungen durch den Musculus (M = Muskel) levator palpebrae superior, M. obliquus inferior und die Musculi (Mm = Muskeln) rectus superior, -inferior sowie -medialis. Auch die am Auge wirkenden Mm. ciliares und -sphincter pupillae sind durch diesen innerviert. Der N. trochlearis und der N. abducens steuern mit M. rectus lateralis und M. obliquus superior ebenfalls Augenmuskeln. Der N. trigeminus teilt sich in drei sensible Gesichtshautäste: N. ophthalmicus, N. maxillaris und N. mandibularis. Er steuert die Mm. masseter, -temporalis und -pterygoideus medialis und -lateralis. Die Zunge ist durch N. facialis, N. glossopharyngeus und N. hypoglossus innerviert. Der N. vestibulocochlearis leitet Hör- und Gleichgewichtsinformationen. Der N. accessorius innerviert den M. sternocleidomastoideus und den M. trapezius. Der zehnte Hirnnerv heißt N. Vagus.

Welche der folgenden Aussagen lässt sich aufgrund der oben genannten Informationen über die zwölf Hirnnerven treffen?

(A) Fällt isoliert die Innervation der Mm. ciliares aus, ist eine Augenbewegung nicht mehr möglich.
(B) Der N. trigeminus teilt sich in drei motorische Gesichtshautäste auf.
(C) Bei einem Ausfall des N. hypoglossus ist Schwindel ein Hauptsymptom.
(D) Der M. obliquus superior wird durch den N. abducens innerviert, der M. obliquus inferior durch den N. trochlearis.
(E) Der N. oculomotorius innerviert sieben Muskeln.

39. 29. Der Kehlkopf (Larynx) bildet das Verbindungsstück zwischen Rachen (Pharynx) und Luftröhre (Trachea). Weiterhin geht die Speiseröhre (Oesophagus) aus dem Pharynx hervor. Larynx und Zungenbein sind über die Membrana thyrohyoidea verbunden, welche in ein Bindegewebsband, das Ligamentum (Lig.) thyrohyoideum medianum, übergeht. Das Lig. thyrohyoideum laterale dient der seitlichen Verstärkung zwischen Schildknorpel (ein Teil des Larynx) und Zungenbein. Das Lig. thyroepiglotticum verbindet den Petiolus epiglottidis (Epiglottisstiel) mit dem Schildknorpel. Zungenbein und Kehldeckel (Epiglottis) werden über das Lig. hyoepiglotticum verbunden. Der Kehldeckel hat die Funktion, den Zugang zur Trachea beim Schluckvorgang zu verschließen. Liegt eine meist durch Bakterien verursachte Entzündung dieser Struktur vor, spricht man von einer Epiglottitis. Diese geht mit einer extremen Schwellung der Epiglottis einher, sodass häufig die Atmung (Respiration) beeinträchtigt ist. Das Lig. cricothyroideum verbindet den Schild- und Ringknorpel. Ringknorpel und Trachea kommunizieren über das Lig. cricotracheale. Der Schildknorpel ist mit dem Ringknorpel über das Lig. conicum verbunden.

Welche der nachfolgenden Aussagen lässt bzw. lassen sich aus diesen Informationen ableiten?

I. Die Membrana thyrohyoidea verbindet den Larynx und das Zungenbein und geht zur seitlichen Verstärkung in das Ligamentum thyrohyoideum laterale über.
II. Die Membrana thyrohyoidea, das Lig. thyrohyoideum laterale und das Lig. hyoepiglotticum haben Anschluss an das Zungenbein.
III. Der Pharynx geht einerseits in den Kehlkopf und von dort in die Luftröhre über und mündet andererseits in die Speiseröhre.
IV. Der gleichzeitige Ablauf von Schluckakt und Respiration wird durch die Epiglottis ermöglicht.

(A) Die Aussagen I und IV lassen sich ableiten.
(B) Nur die Aussage II lässt sich ableiten.
(C) Die Aussagen I, II und IV lassen sich ableiten.
(D) Die Aussagen II und III lassen sich ableiten.
(E) Keine der Aussagen lässt sich ableiten.

Umblättern und weiterarbeiten!

40. 30. Zellmembranen sind für Glucose undurchlässig. Ein sekundär aktiver Symport von Glucose mit Natriumionen dient dem Transport von Glucose in die Zellen des Intestinaltraktes. Ein Uniport (erleichterte Glucosediffusion) findet in fast allen anderen Zellen statt. GLUT1 (GLUT = GLUcoseTransporter) sind stark in der Blut-Hirn-Schranke vertreten. Der schnellste Glucosetransporter GLUT2 findet sich nur in der Leber und Bauchspeicheldrüse. GLUT3 ist vor allem im Zentralnervensystem vorhanden und sichert die Glucoseversorgung auch bei niedriger Blutglucosekonzentration. Fettgewebe und Skelettmuskulatur sind mit GLUT4 ausgestattet, der auch in Plasmamembranen und intrazellulären Vesikeln vorkommt. Insulin induziert den Einbau von GLUT4 in die Plasmamembran, wodurch die Glucoseaufnahme steigt. In Abwesenheit von Insulin erfolgt der umgekehrte Vorgang. Nahrungszufuhr führt über GLUT4 zu gesteigerter Glucoseaufnahme und Insulin induziert (verstärkt) die GLUT4-Aktivität.

Welche der nachfolgenden Aussagen lässt bzw. lassen sich aus diesen Informationen ableiten?

(A) Da Zellmembranen für Glucose undurchlässig sind, können Natriumionen nur durch sekundär aktiven Symport in die Zellen gelangen.

(B) GLUT4 sorgt an der Blut-Hirn-Schranke auch bei niedriger Blutglucosekonzentration für eine gute Versorgung des Gehirns.

(C) Wird mehr Insulin ausgeschüttet, steigt auch die Glucosekonzentration im Fett- und Muskelgewebe.

(D) Nahrungszufuhr führt in allen Geweben zu verminderter Glucoseaufnahme.

(E) Bei der erleichterten Glucosediffusion (Uniport) wird Glucose zusammen mit Natriumionen sekundär aktiv transportiert.

41. Die Bauchspeicheldrüse (Pankreas) kann in einen exokrinen Anteil, der etwa 95 bis 98 % des Gewebevolumens ausmacht, und einen wesentlich kleineren endokrinen Anteil untergliedert werden. Ersterer ist für die Produktion der Verdauungssäfte zuständig und produziert daher eine Vielzahl von Verdauungsenzymen. Weiterhin werden im endokrinen Anteil, den Langerhans-Inseln des Pankreas, vier Zelltypen unterschieden: B-Zellen, die Insulin bilden, machen ca. 70 % aus. Die etwas größeren A-Zellen bilden Glucagon. Somatostatin wird in den sog. D-Zellen gebildet, welche ca. 5 % ausmachen. Somatostatin hemmt die Sekretion (Ausschüttung) von Insulin und Glucagon. Die PP-Zellen belaufen sich auf weniger als 5 % und sie bilden das pankreatische Polypeptid (PP). Insulin senkt den Blutzuckerspiegel, der typischerweise nach dem Verzehr einer Mahlzeit ansteigt, während PP die Sekretionsleistung des exokrinen Pankreas drosselt und Glucagon den Blutzuckerspiegel erhöht, indem es die Insulinwirkung antagonisiert.

Welche der folgenden Aussagen lässt sich demnach ableiten?

(A) Das pankreatische Polypeptid und Somatostatin entfalten eine gleichsinnige Wirkung auf die Insulin-Produktion.
(B) Die B-Zellen machen den größten Anteil des Gewebevolumens des Pankreas aus.
(C) Die PP-Zellen belaufen sich auf weniger als 0,5 % des Gewebevolumens des Pankreas.
(D) Glucagon dient der Senkung des Blutzuckerspiegels.
(E) Die in den A-Zellen und PP-Zellen synthetisierten Hormone haben eine gegensinnige Wirkung auf den Blutzuckerspiegel.

Umblättern und weiterarbeiten!

42. **31.** Fette (= Lipide) liegen im Blutplasma in hohen Konzentrationen vor und überschreiten ihre Löslichkeit. Um sie in Lösung zu halten, bedarf es den hydrophilen Apolipoproteinen (= Eiweiße). Zusammen bilden sie die Lipoproteine. Die Apolipoproteine umgeben den hydrophoben Kern eines Lipoproteinpartikels, der aus apolaren Lipiden besteht. Bei den Apolipoproteinen gibt es Chylomikronen, VLDL (very low density lipoproteins) und IDL (intermediate density lipoproteins), die reich an Triacylgycerin sind und einen Cholesteringehalt zwischen 5 % und 38 % haben. LDL (low density lipoproteins) sowie verschiedene HDL-Formen (high density lipoproteins) sind cholesterinreich und triacylglycerinarm. Bei der Cholesterinsynthese entstehen Isoprenlipide und Cholesterin aus aktiven Isoprenresten. Cholesterin wird nur aus Acetyl-CoA aufgebaut, wozu zunächst sechs Isopren-Einheiten zu Squalen umgewandelt werden.

Welcher der folgenden Aussagen trifft aufgrund oben genannter Informationen zu?

(A) Chylomikronen, IDL, VLDL, HDL und LDL umgeben den hydrophoben Kern eines Lipoproteinpartikels.
(B) Cholesterin wird ausschließlich aus sechs Acetyl-CoA- Einheiten aufgebaut.
(C) LDL sind die triacylglycerinreichsten Lipoproteinpartikel.
(D) Chylomikronen haben einen Triacylglycerinanteil von 5 % und einen Cholesteringehalt von 38 %.
(E) VLDL, IDL und HDL sind reine „Fette“, da sie nur aus Triacylglycerin und Cholesterin bestehen.

43. **32.** Glucose wird durch die Glykolyse zu Lactat bzw. Pyruvat abgebaut. Fettsäuren werden durch die β-Oxidation zu Acetyl-CoA umgewandelt. Aminosäuren liefern α-Ketosäuren, darunter Pyruvat, Oxalacetat und α-Ketoglutarat. Alle diese Substrate liefern in einem weiteren, vollständigen Abbauprozess, dem Citratzyklus, zusätzliche Energie. Hierbei werden pro Durchgang aus einem Acetyl-Rest (Acetyl-CoA) genau zwei CO_2 (Kohlenstoffdioxid), drei $NADH/H^+$(Nikotinamidadenindinukleotid), ein $FADH_2$ (Flavinadenindinukleotid) sowie ein GTP (Guanosintriphosphat) generiert. Der Citratzyklus ist in den Mitochondrien lokalisiert und stellt einen aeroben Abbauweg dar. Der Unterschied zwischen anaerobem (glycolytischem) und aerobem Abbau von Glucose ist relevant, da sich die freie Energie erheblich voneinander unterscheidet. Während durch die Glykolyse beim Abbau von Glucose zu 2 Lactat −197 kJ/mol Energie frei werden, sind es durch den aeroben Abbau (Glucose + 6 O_2 werden zu 6 CO_2 + 6 H_2O) − 2 881 kJ/mol.

Welche(r) der nachfolgenden drei Sachverhalte zum Abbau von Substraten ist/sind korrekt?

I. Pyruvat, Oxalacetat und α-Ketoglutarat können im Citratzyklus noch weiter zu Glucose zerlegt werden, wobei −2 881 kJ/mol entstehen.
II. Beim aeroben Abbau von Glucose entstehen 6 O_2, 6 CO_2 und 6 H_2O.
III. Glucose, Fettsäuren und Aminosäuren liefern durch den weiteren Abbau zu $NADH/H^+$, $FADH_2$ und GTP zusätzliche Energie.

(A) Nur die Aussage I ist korrekt.
(B) Nur die Aussage II ist korrekt.
(C) Nur die Aussage III ist korrekt.
(D) Die Aussagen II und III sind korrekt.
(E) Alle Aussagen sind korrekt.

Umblättern und weiterarbeiten!

44. Während einer Nahrungskarenz werden Triacylglycerine (TAG´s) und Proteine (Aminosäuren) abgebaut, um Glucose für die Versorgung des Zentralnervensystems mit Energie herzustellen. Dabei werden 160 g TAG/24 h zu Fettsäuren und Glycerin gespalten. Fettsäuren werden größtenteils außerhalb der Leber zu CO_2 und H_2O abgebaut und stellen die wichtigste Energiequelle dar. Glycerin wird in der Leber in die Gluconeogenese eingeschleust. Da aus TAG's auch Ketonkörper entstehen, macht der Abbau nach 24-stündiger Nahrungskarenz maximal 83 % des Energieumsatzes aus. Die Leber gibt durch Glycogenolyse (aus Glycogen) und Gluconeogenese 180 g Glucose/24 h an das Blut ab. Letztere benötigt 75 g Muskelprotein/24 h als Substrat. Die Fähigkeit zur Ketonkörperoxidation des Nervensystems und eine damit verbundene Reduktion des Glucosebedarfes auf ca. 40 g/24 h kann nach längerer Zeit der Nahrungskarenz erworben werden. Dies führt auch zu einer Verringerung der für die Energiebereitstellung benötigten Aminosäuren.

Welche der nachfolgenden Aussagen lässt bzw. lassen sich aus diesen Informationen ableiten?

I. Bei Nahrungskarenz wird der Energiebedarf aus Triacylglycerinen, Glycogen und Proteinen gedeckt.
II. Das Nervensystem benötigt nicht zwingend Glucose, da es jederzeit die Ketonkörperoxidation zur Energiegewinnung nutzen kann.
III. Mit fortschreitender Nahrungskarenz werden mehr Aminosäuren für die Glycogenolyse benötigt.

(A) Nur die Aussage I lässt sich ableiten.
(B) Nur die Aussage II lässt sich ableiten.
(C) Die Aussagen I und II lassen sich ableiten.
(D) Die Aussagen I und III lassen sich ableiten.
(E) Keine der Aussagen lässt sich ableiten.

45. 33. Eine Sepsis, umgangssprachlich auch „Blutvergiftung" genannt, wird – sofern sie mit einem arteriellen Blutdruckabfall einhergeht – Septischer Schock genannt. In der hyperdynamen Phase (Frühphase) kommt es zu einer bakteriellen Infektion, wodurch Exotoxine (durch intakte Bakterien) oder Endotoxine (vor allem durch den Zerfall gramnegativer Erreger) freigesetzt werden. Entzündungsmediatoren (IL-1, IL-6, TNF-α) steigen daraufhin an, Gefäße verengen sich oder weiten sich reaktiv. Hinzu kommen die Eröffnung physiologischer, arteriovenöser Shunts (Kurzschlüsse) und eine Aktivierung des Renin-Angiotensin-Aldosteron-Systems (RAAS) mit Hyperzirkulation des Blutes und gestörter Sauerstoffausschöpfung. Durch die Minderversorgung mit Sauerstoff kommt es zu Laktatanstieg und Azidose. In der Spätphase geht der Septische Schock in eine hypodyname Form über, wobei der periphere Widerstand und die O_2-Differenz zwischen venösem und arteriellem Blut erhöht werden.

Welche der nachfolgenden Aussagen lässt bzw. lassen sich aus diesen Informationen ableiten?

Bei einem septischen Schock ...

I. kommt es zu einer Aktivierung des RAAS mit Hypozirkulation des Blutes und gesteigerter Sauerstoffausschöpfung.
II. kommt es definitionsgemäß immer zu einem arteriellen Blutdruckabfall.
III. steigen Entzündungsmediatoren an, was nachfolgend zu einer bakteriellen Infektion und der Freisetzung von Exo- und Endotoxinen führt.

(A) Nur die Aussage I lässt sich ableiten.
(B) Nur die Aussage II lässt sich ableiten.
(C) Nur die Aussage III lässt sich ableiten.
(D) Die Aussagen I und II lassen sich ableiten.
(E) Die Aussagen I und III lassen sich ableiten.

Umblättern und weiterarbeiten!

46. 34. Parasympathische Nerven verwenden Acetylcholin (ACh) als Neurotransmitter. Während der ACh-Synthese in der präsynaptischen Zelle überträgt die Cholinacetyltransferase eine Acetylgruppe von Acetyl-CoA auf Cholin. Nach der Freisetzung in den synaptischen Spalt, den Zellzwischenraum zwischen prä- und postsynaptischer Zelle, kann ACh an M_3- oder M_2-Rezeptoren auf der postsynaptischen Effektorzelle binden und diese aktivieren. Die durch Aktivierung des M_3-Rezeptors im Zellinneren angestoßene Signalkaskade bewirkt eine Umwandlung von PIP_2 zu IP_3, infolgedessen nimmt die Calciumkonzentration in der Effektorzelle zu. Am M_2-Rezeptor führt ACh intrazellulär zu einer Hemmung der Adenylatcyclase, welche im aktivierten Zustand ATP in cAMP umwandelt. Ein steigender cAMP-Spiegel aktiviert eine Phosphodiesterase (PDE), welche cAMP in AMP umwandelt. Atropin hemmt die M-Rezeptoren, Carbachol aktiviert diese. Physostigmin hemmt die Acetylcholinesterase im synaptischen Spalt, welche normalerweise ACh spaltet und damit unwirksam macht. Bei Morbus Alzheimer liegt eine verminderte Konzentration der Cholinacetyltransferase vor.

Welche der nachfolgenden Aussagen ist/sind zutreffend?

I. Die Gabe von Physostigmin reduziert die cAMP-Konzentration in der Effektorzelle.
II. Die Verabreichung von Atropin erhöht postsynaptisch die AMP- und die Ca^{2+}-Konzentration.
III. Die Gabe von Carbachol kann einer Atropin-Vergiftung entgegenwirken.
IV. Alzheimer-Patienten weisen eine reduzierte PDE-Aktivität in der Effektorzelle auf.

(A) Alle Aussagen treffen zu.
(B) Die Aussagen I, II und III treffen zu.
(C) Nur die Aussage I trifft zu.
(D) Die Aussagen I und III treffen zu.
(E) Die Aussagen I, II und IV treffen zu.

47. 35. Enzyme stellen eine Form der Biokatalysatoren dar und beschleunigen den Ablauf von chemischen Reaktionen im Körper. Hierbei kommt es zu einer Bindung eines Reaktionssubstrates an das aktive Zentrum eines Enzyms, aus dem entstehenden Enzym-Substrat-Komplex wird nach Ablauf der Reaktion das Reaktionsprodukt freigesetzt. Die maximale Reaktionsgeschwindigkeit eines Enzyms gibt die maximale Änderung der Substratkonzentration pro Zeit an, die durch das Enzym vermittelt werden kann. Die Substratmenge, die ein Enzym umsetzt, steigt u. a. mit der Konzentration, in der das Substrat vorliegt und der Anzahl der aktiven Enzym-Substrat-Komplexe an. Der K_M-Wert gibt die Substratkonzentration an, die vorliegen muss, damit ein Enzym mit der halbmaximalen Geschwindigkeit arbeitet. Bei einer kompetitiven Enzyminhibition bindet ein Hemmstoff ebenfalls an das aktive Zentrum, wird allerdings vom Enzym nicht umgesetzt und konkurriert daher mit dem Substrat um die Bindungsstelle. Bei einer nicht-kompetitiven Inhibition bindet ein Hemmstoff außerhalb des aktiven Zentrums an ein Enzym bzw. den Enzym-Substrat-Komplex und inaktiviert diesen.

Welche der folgenden Aussagen lässt/lassen sich ableiten?

I. Ein geringer K_M-Wert deutet auf eine hohe Affinität des Enzyms für das Substrat hin.
II. Durch die Gabe eines kompetitiven Inhibitors wird der K_M-Wert eines Enzyms verringert.
III. Nach der Gabe eines nicht-kompetitiven Inhibitors kann die ursprüngliche Maximalgeschwindigkeit durch eine Erhöhung der Substratkonzentration erreicht werden.

(A) Nur die Aussage I ist ableitbar.
(B) Nur die Aussage II ist ableitbar.
(C) Nur die Aussage III ist ableitbar.
(D) Die Aussagen I und III sind ableitbar.
(E) Die Aussagen II und III sind ableitbar.

Umblättern und weiterarbeiten!

48. **36.** Knochengewebe gehört zu den Bindegeweben und zeichnet sich durch eingelagerte Calziumsalze aus. Es besteht unter anderem aus Kollagen (Typ I), Thrombospondin, Osteopontin, Osteocalcin, Proteoglykanen, Calcium und Phosphat. In diesem dynamischen Gewebe sorgen drei verschiedene Knochenzellen für Umbauprozesse: Während sich die aus mesenchymalen Stammzellen und Osteoprogenitorzellen entstehenden Osteoblasten zu Osteozyten wandeln können, entstammen die Osteoklasten aus Knochenmarkstammzellen. Die Aufgabe der Osteoblasten ist die Bildung von mineralisierbarer Knochenmatrix (Osteoid). Sie sind aktiv vor allem in einem Epithel-ähnlichen Verband im wachsenden Knochen anzutreffen. Inaktiv nennt man sie „Bone lining cells". Die vielkernigen Osteoklasten hingegen bauen die Knochenmatrix ab und setzen ihre Bestandteile wieder frei. Parathormon wirkt auf die Osteoblasten, welche dann stimulierende Signalmoleküle an die Osteoklasten aussenden. Auch Vitamin D wirkt stimulierend auf Osteoklasten, wohingegen Östrogen die Osteoklastenfunktion indirekt und Calcitonin diese direkt hemmt.

Welche der nachfolgenden Aussagen lässt sich aus diesen Informationen nicht ableiten?

(A) Parathormon entfaltet seine Wirkung auf die Vorläuferzellen der Osteozyten.
(B) Bei Ausreifungsstörungen auf Ebene der Osteoprogenitorzellen ist ein vermehrtes Vorkommen von „Bone lining cells" zu erwarten.
(C) Um bei Frauen einem Abbau der Knochensubstanz entgegenzuwirken, kann die Gabe von Östrogenen sinnvoll sein.
(D) Für eine regulierte und adäquate Funktion der Osteoklasten sind ebenfalls funktionsfähige Osteoblasten erforderlich.
(E) Ein Mangel an Calcium im Organismus kann durch die Freisetzung von Parathormon kompensiert werden.

Nicht umblättern! Weitere Bearbeitung erst nach Zeichen der Testleitung.

STOP!

3. SCHLAUCHFIGUREN

Die folgenden 24 Aufgaben prüfen Ihr räumliches Vorstellungsvermögen.

Eine Aufgabe besteht aus jeweils zwei Abbildungen ein und desselben durchsichtigen Würfels. Die linke Abbildung zeigt stets die Frontansicht des Würfels. Ihre Aufgabe ist es zu entscheiden, welche Ansicht des Würfels die rechte Abbildung darstellt. Zur Wahl stehen die Ansicht von rechts **r**, links **l**, unten **u**, oben **o** oder hinten **h**. Die Antwortmöglichkeiten sind stets in derselben Reihenfolge angeordnet.

Im TMS sind insgesamt **24 Aufgaben** in **15 Minuten** und im EMS **18 Aufgaben** in **10 Minuten** zu bearbeiten.

Beispiel

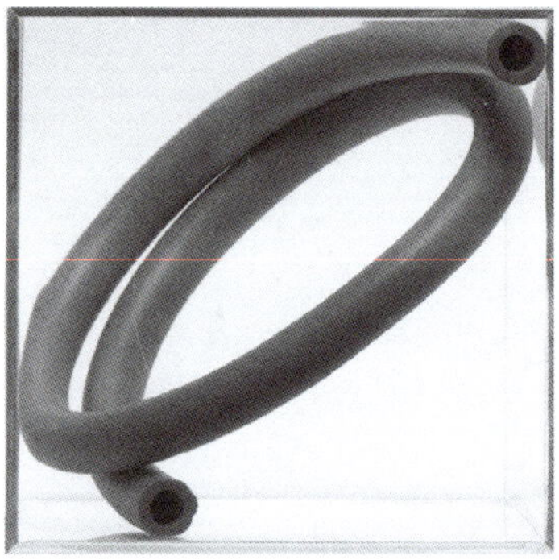

Ansicht von vorne

(A) : r
(B) : l
(C) : u
(D) : o
(E) : h

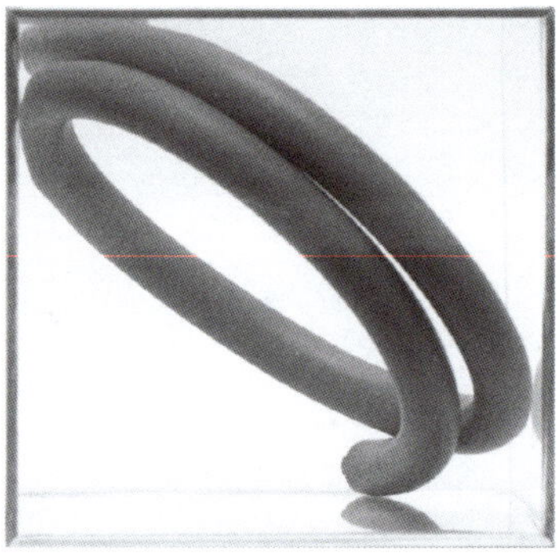

Ansicht von ___________?

In diesem Beispiel ist E, die Ansicht von hinten h, die korrekte Antwort.

49.

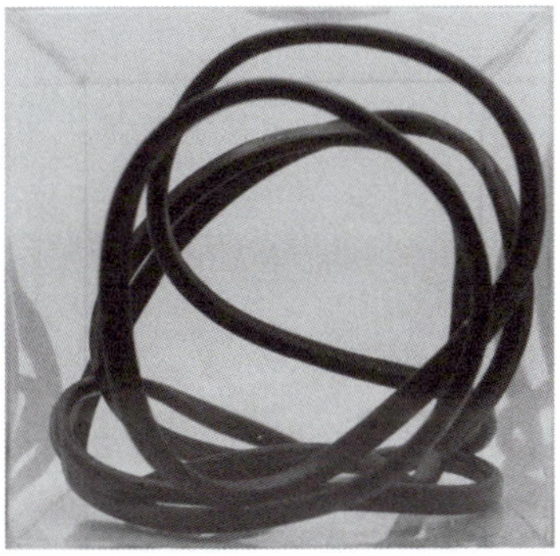

(A) : r
(B) : l
(C) : u
(D) : o
(E) : h

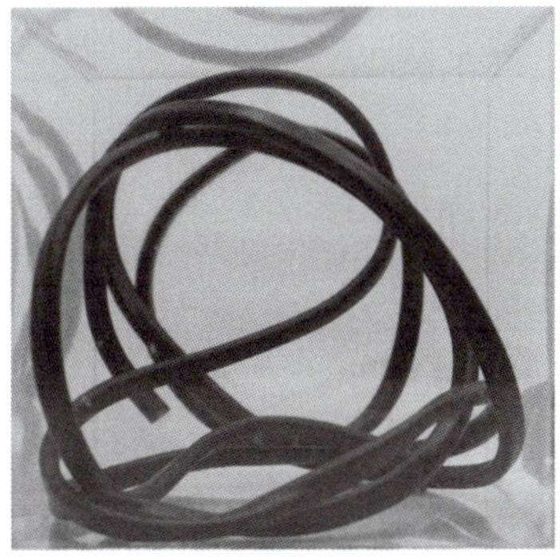

50. **37.**

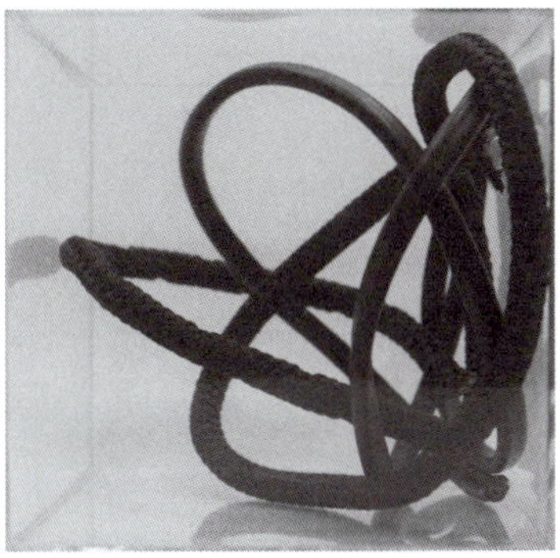

(A) : r
(B) : l
(C) : u
(D) : o
(E) : h

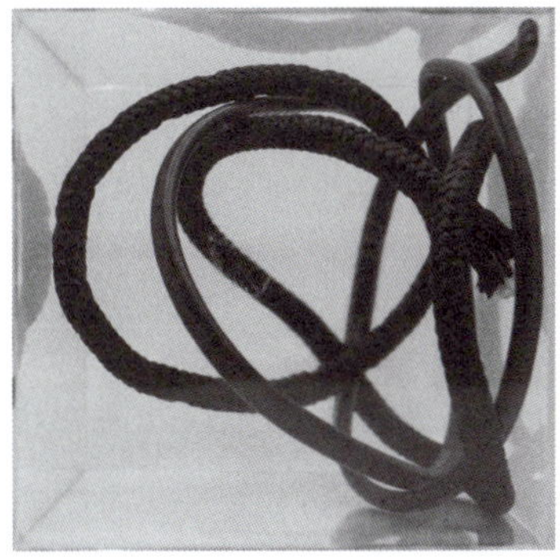

51. **38.**

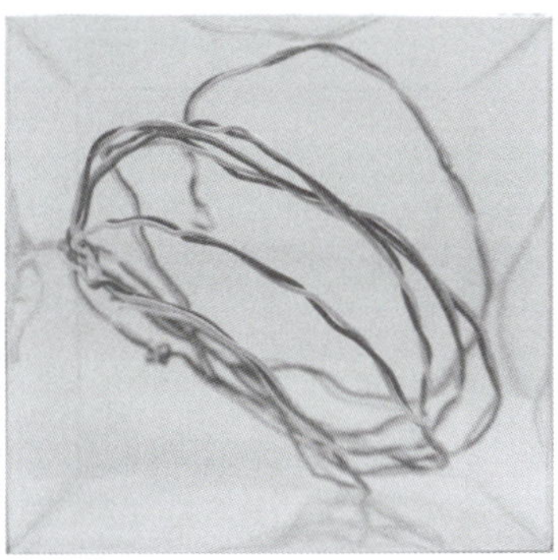

(A) : r
(B) : l
(C) : u
(D) : o
(E) : h

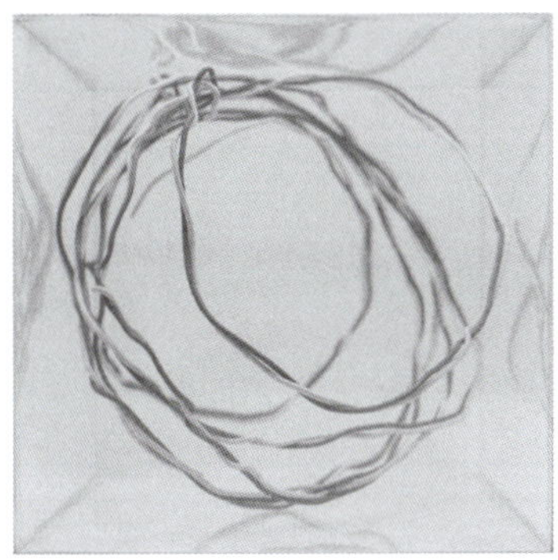

52. **39.**

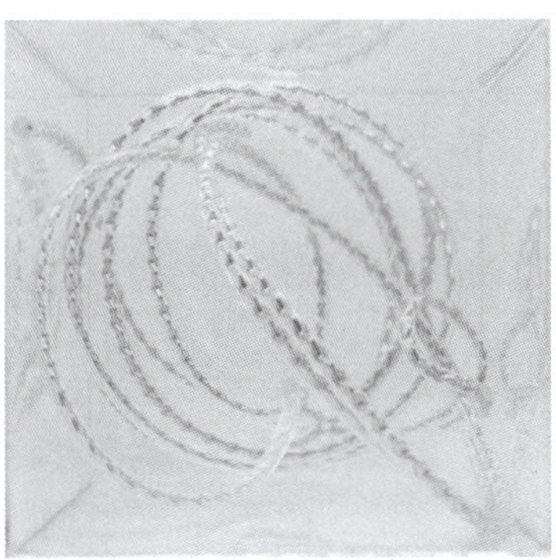

(A) : r
(B) : l
(C) : u
(D) : o
(E) : h

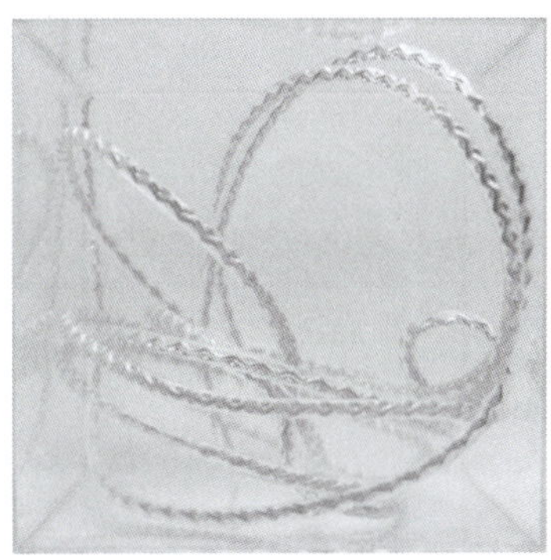

Umblättern und weiterarbeiten!

53.

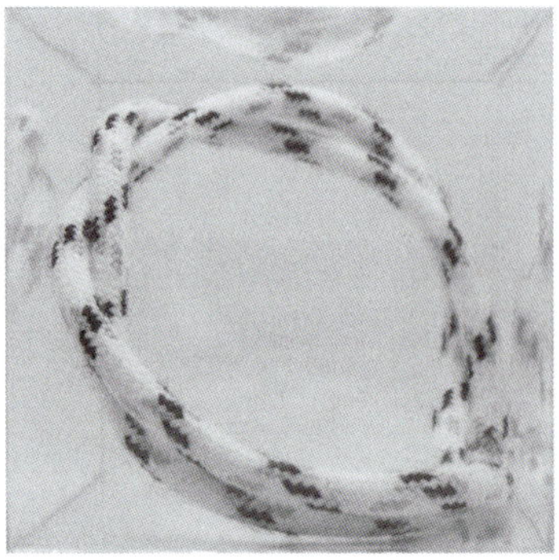

(A) : r
(B) : l
(C) : u
(D) : o
(E) : h

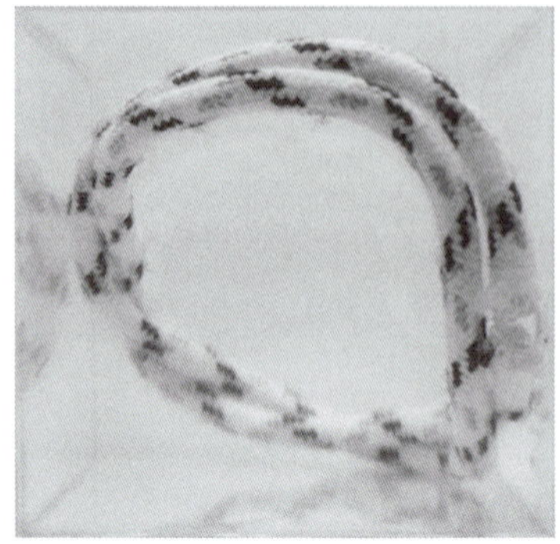

54. **40.**

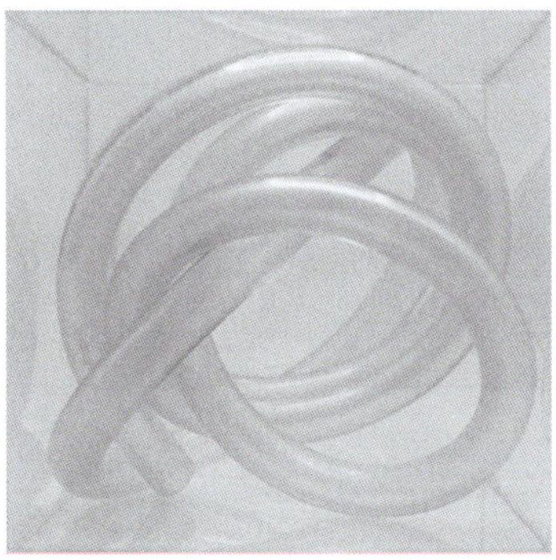

(A) : r
(B) : l
(C) : u
(D) : o
(E) : h

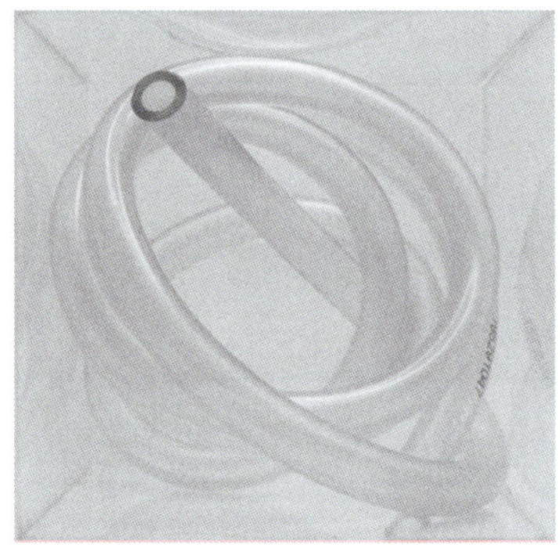

55.

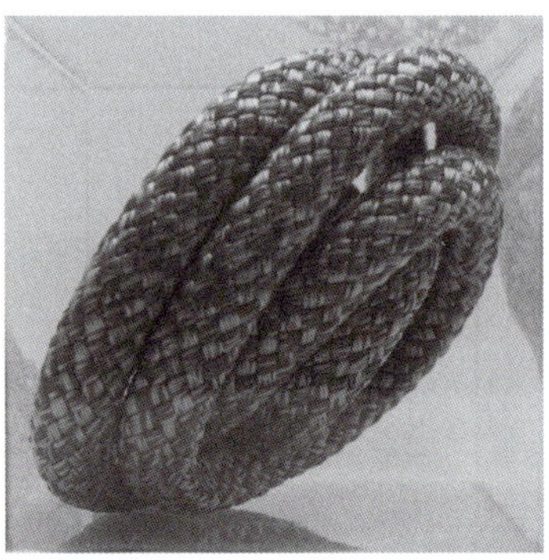

(A) : r
(B) : l
(C) : u
(D) : o
(E) : h

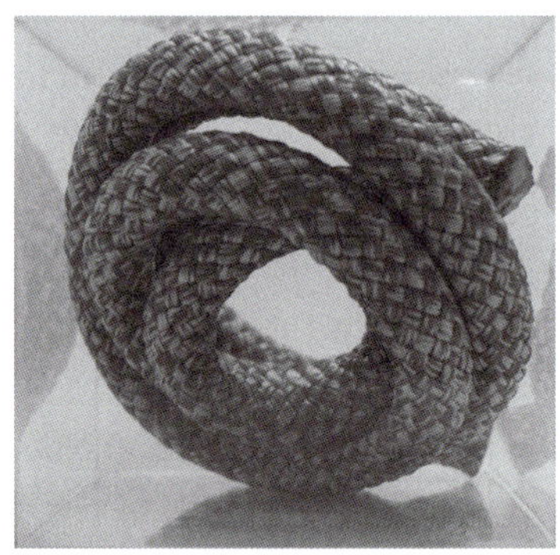

56. **41.**

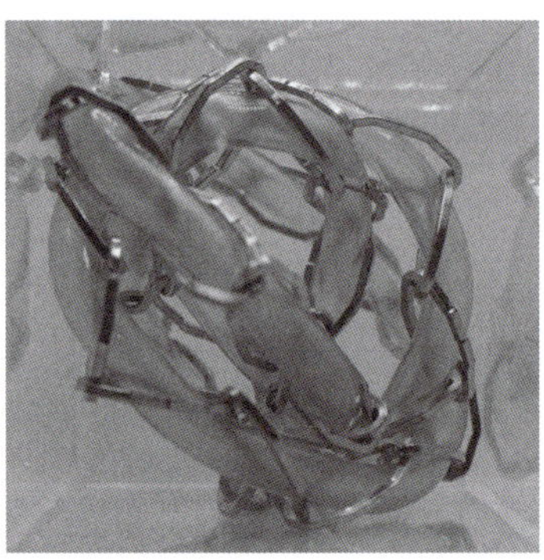

(A) : r
(B) : l
(C) : u
(D) : o
(E) : h

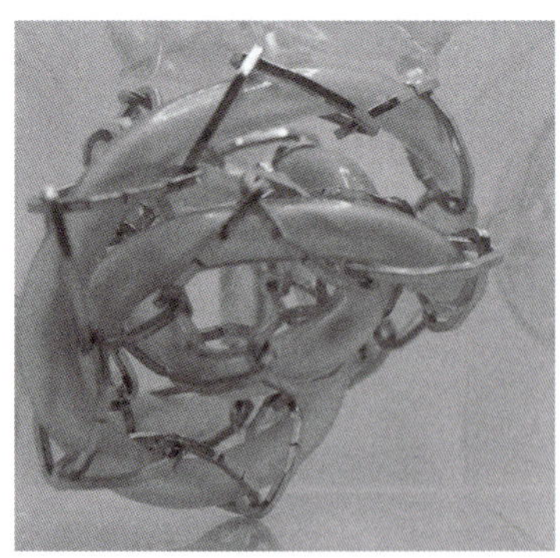

57.

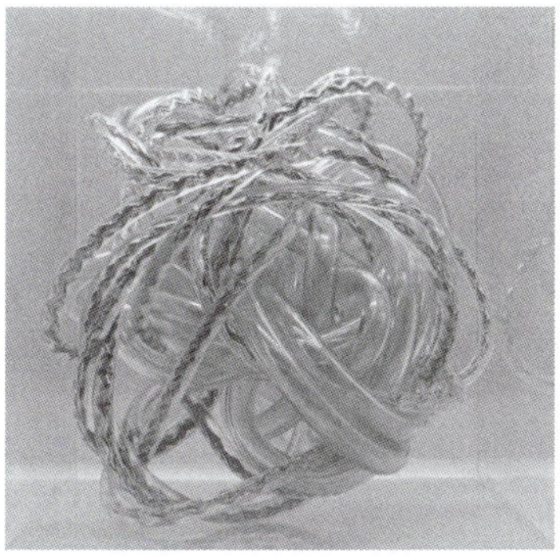

(A) : r
(B) : l
(C) : u
(D) : o
(E) : h

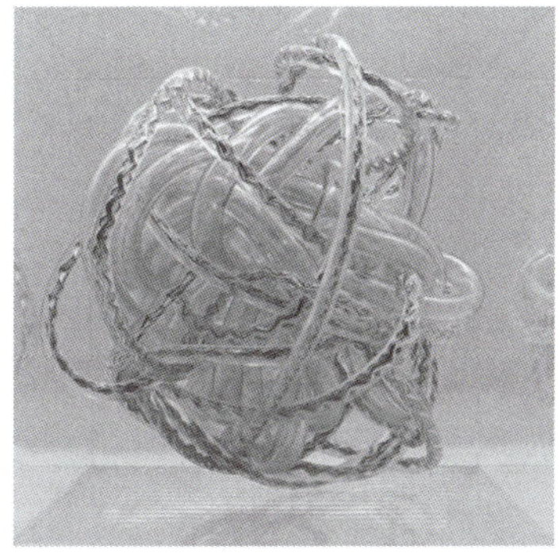

58. 42.

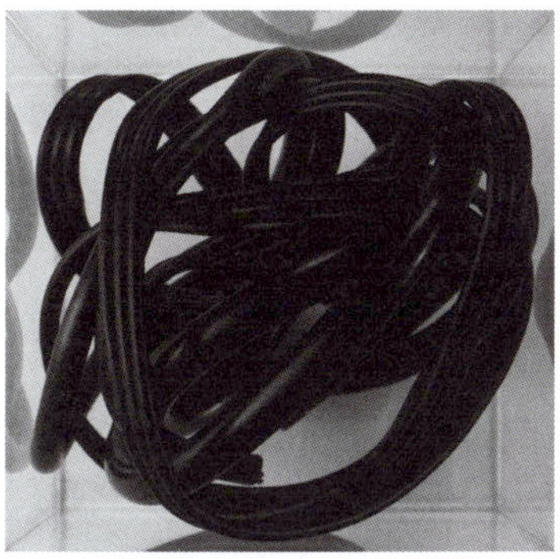

(A) : r
(B) : l
(C) : u
(D) : o
(E) : h

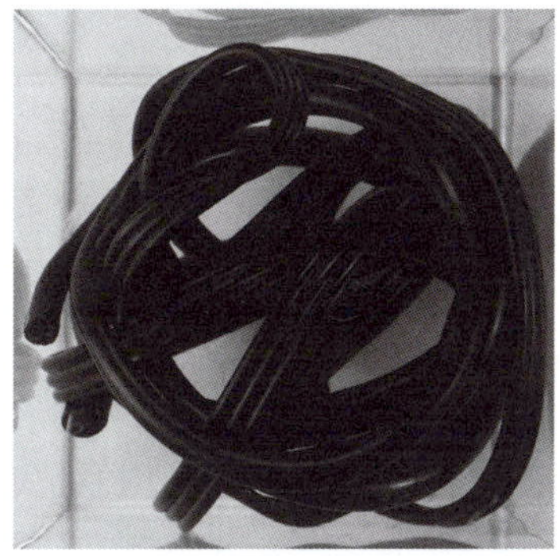

59. 43.

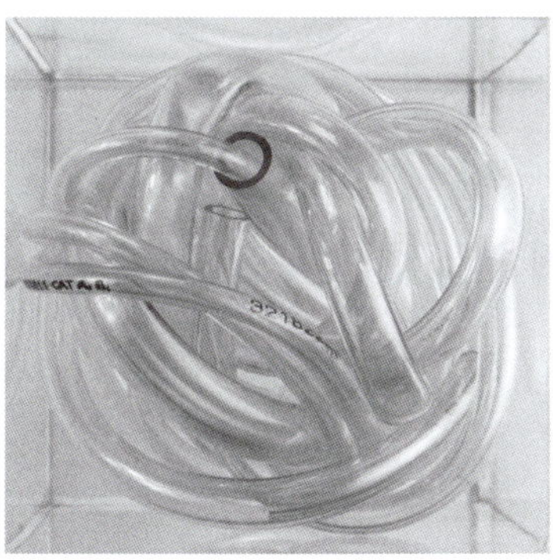

(A) : r
(B) : l
(C) : u
(D) : o
(E) : h

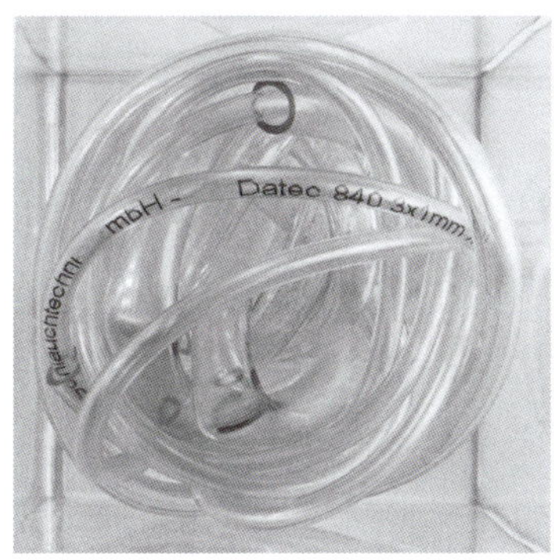

60. 44.

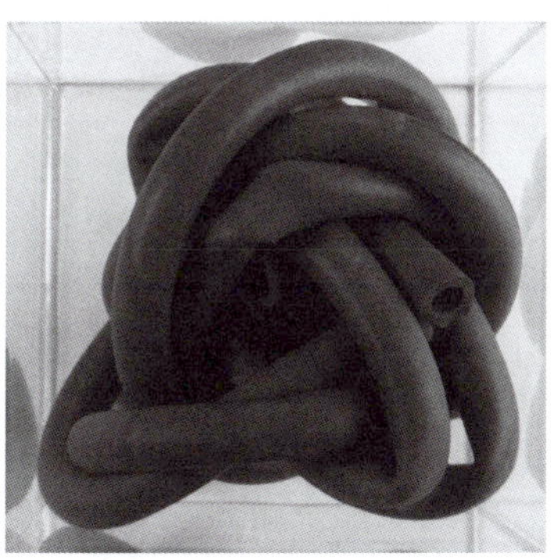

(A) : r
(B) : l
(C) : u
(D) : o
(E) : h

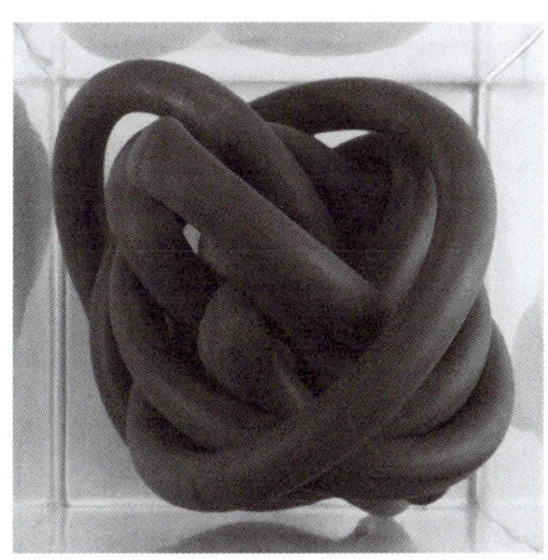

Umblättern und weiterarbeiten!

61. 45.

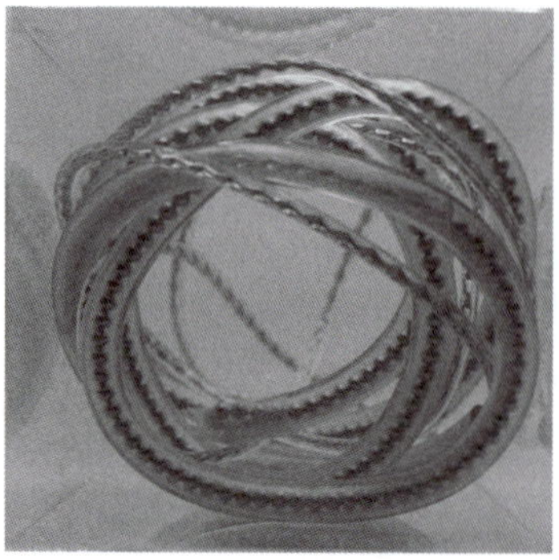

(A) : r
(B) : l
(C) : u
(D) : o
(E) : h

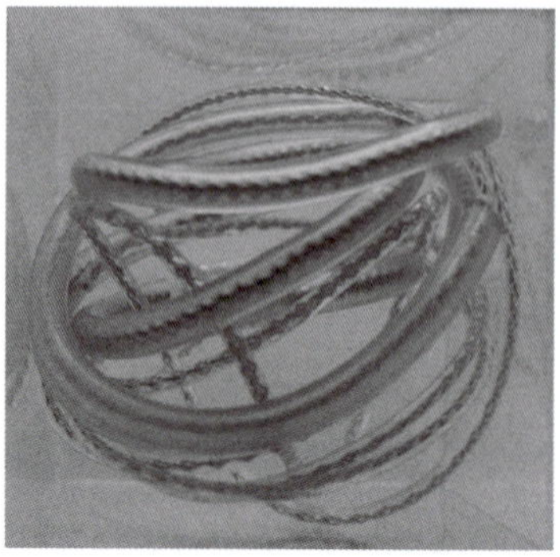

62. 46.

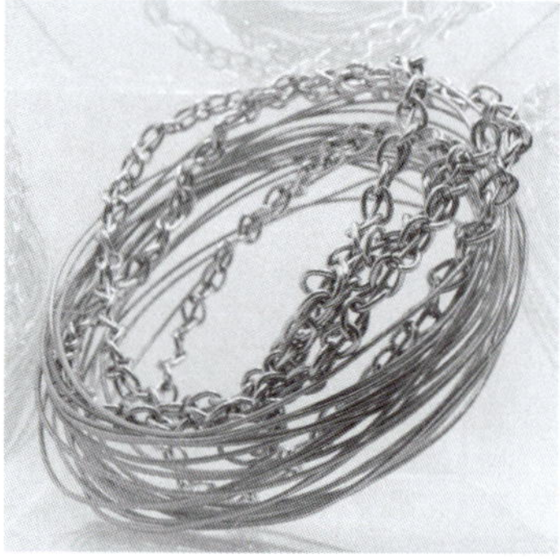

(A) : r
(B) : l
(C) : u
(D) : o
(E) : h

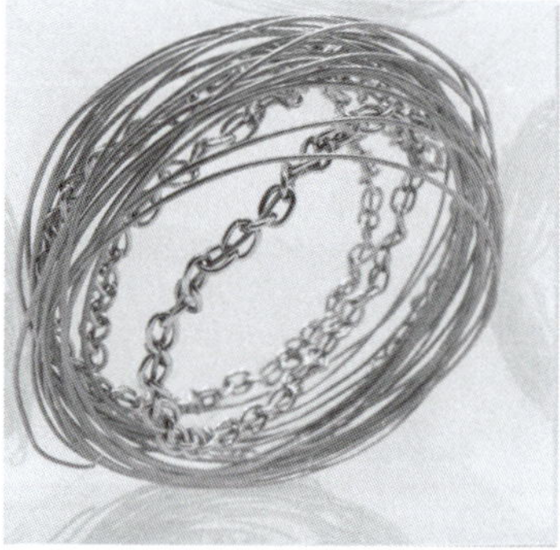

63.

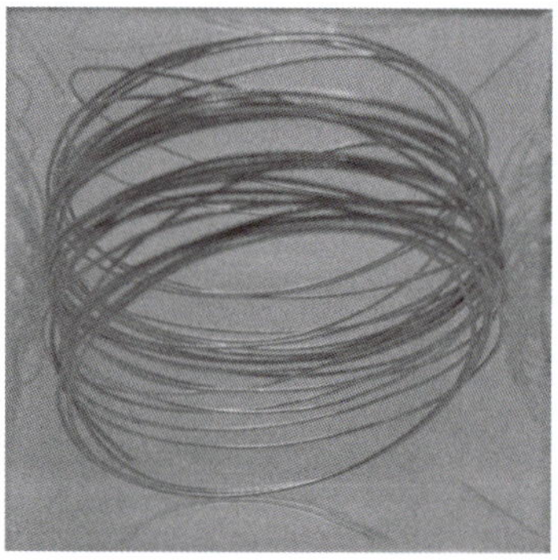

(A) : r
(B) : l
(C) : u
(D) : o
(E) : h

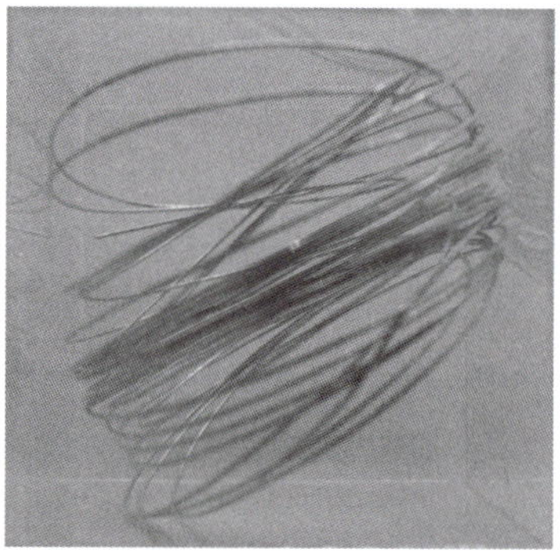

64. 47.

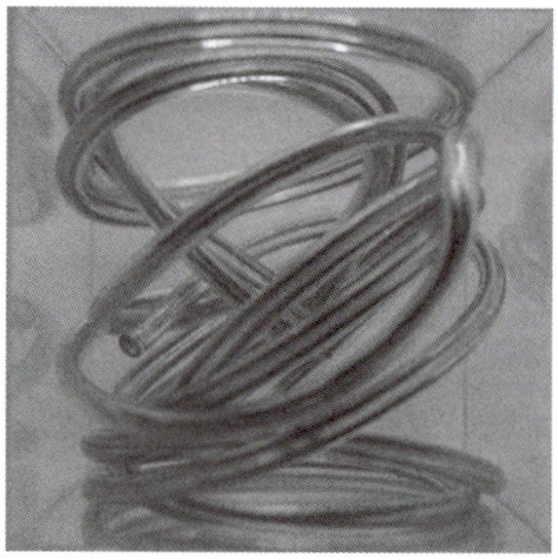

(A) : r
(B) : l
(C) : u
(D) : o
(E) : h

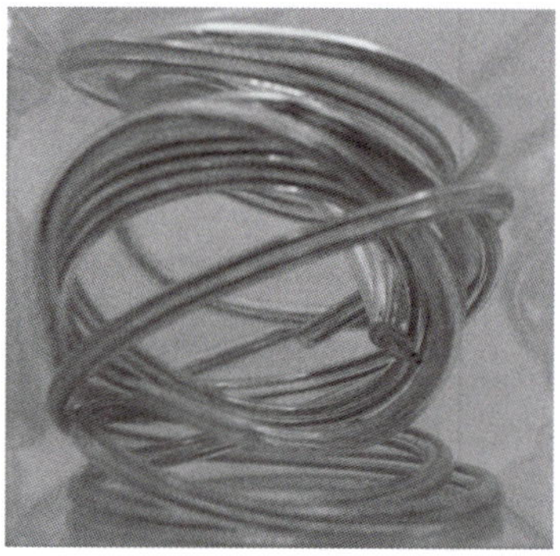

65.

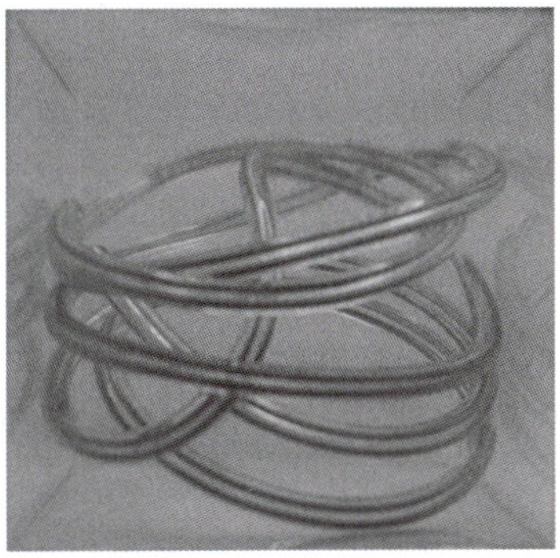

(A) : r
(B) : l
(C) : u
(D) : o
(E) : h

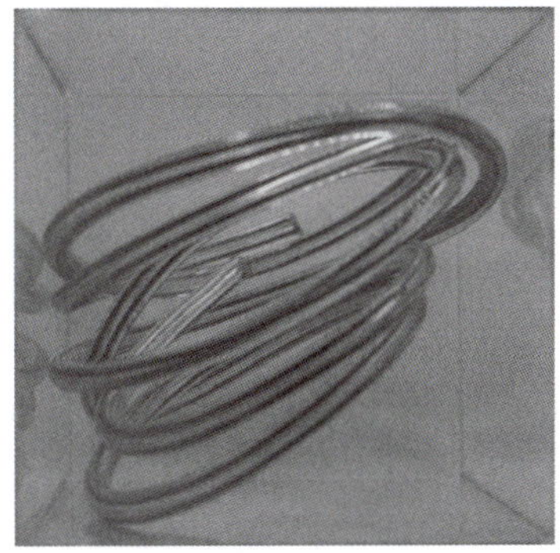

66. 48.

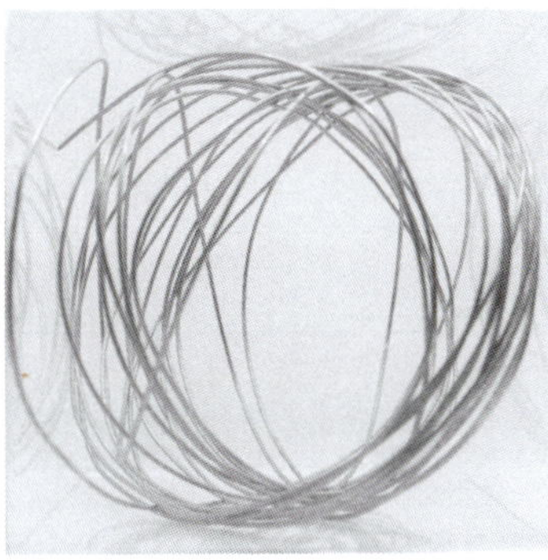

(A) : r
(B) : l
(C) : u
(D) : o
(E) : h

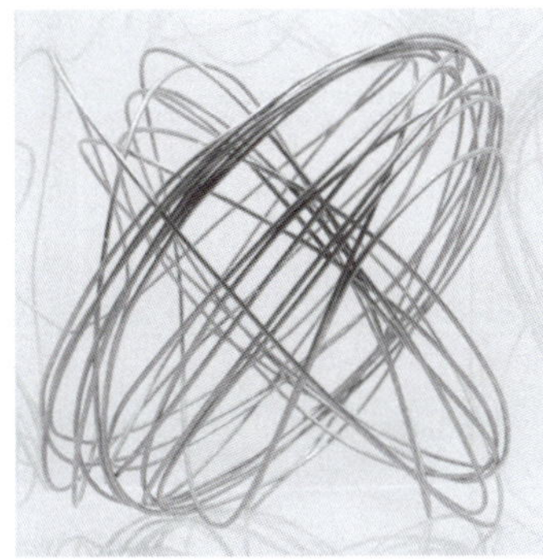

67. 49.

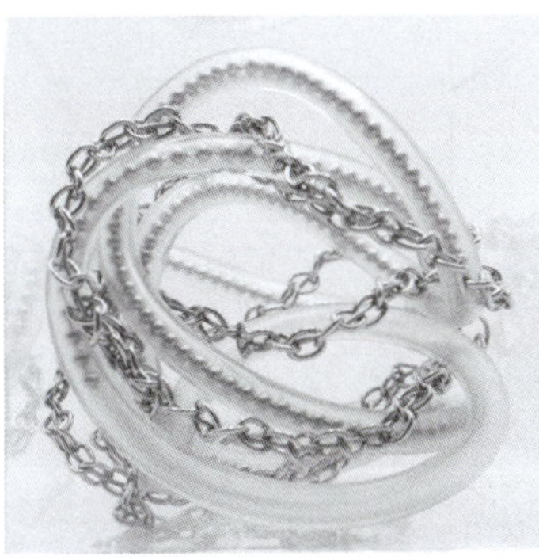

(A) : r
(B) : l
(C) : u
(D) : o
(E) : h

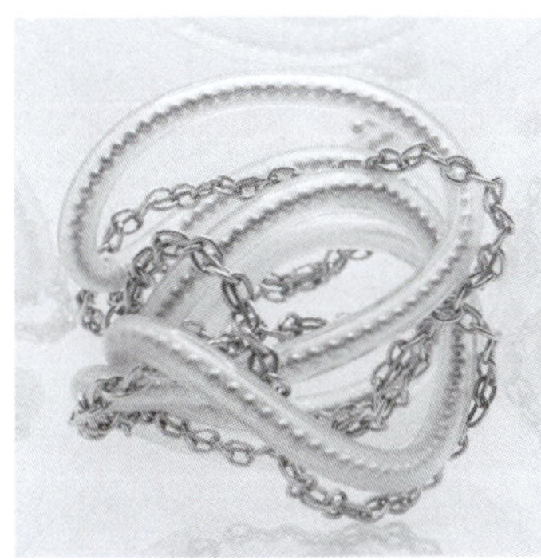

68. 50.

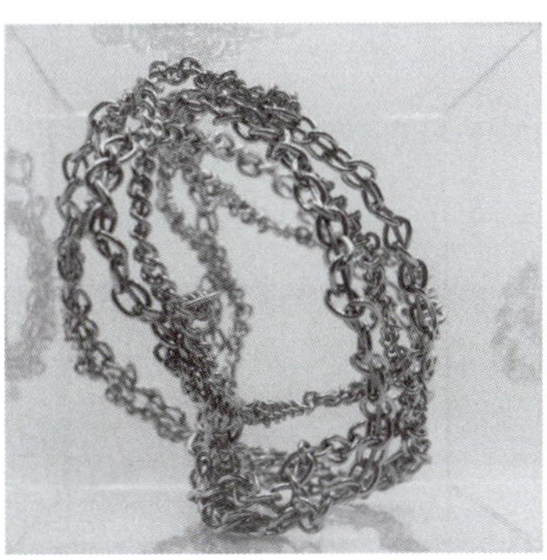

(A) : r
(B) : l
(C) : u
(D) : o
(E) : h

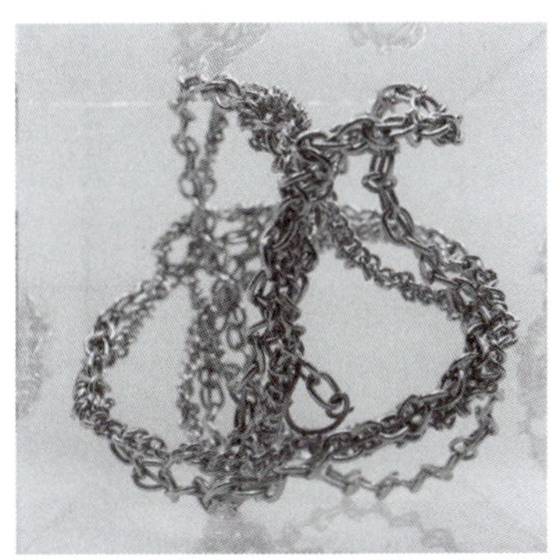

Umblättern und weiterarbeiten!

69. 51.

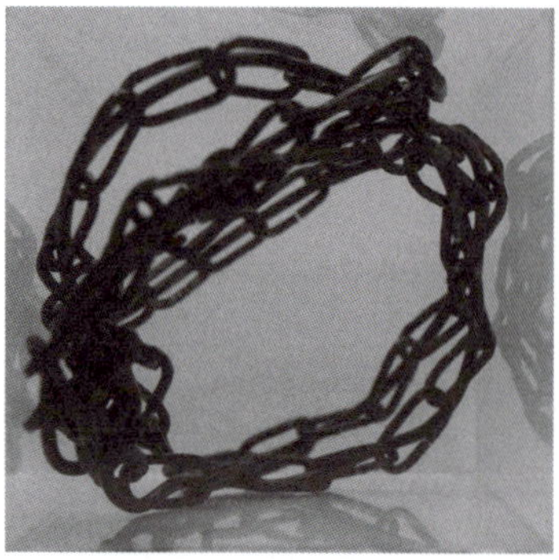

(A) : r
(B) : l
(C) : u
(D) : o
(E) : h

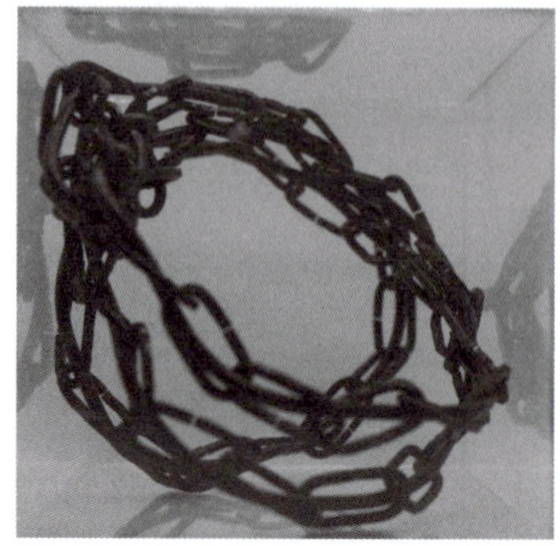

70. 52.

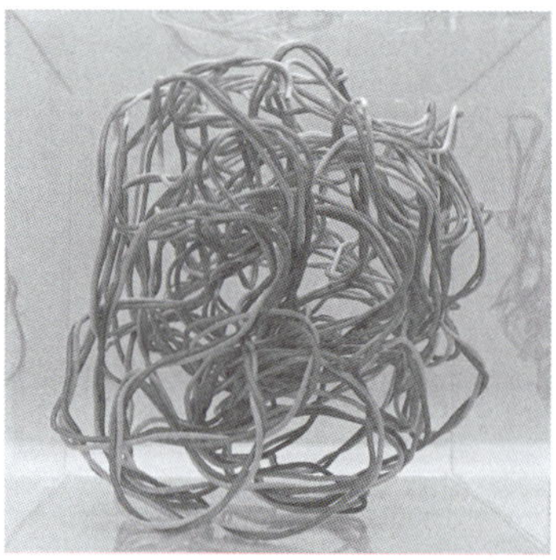

(A) : r
(B) : l
(C) : u
(D) : o
(E) : h

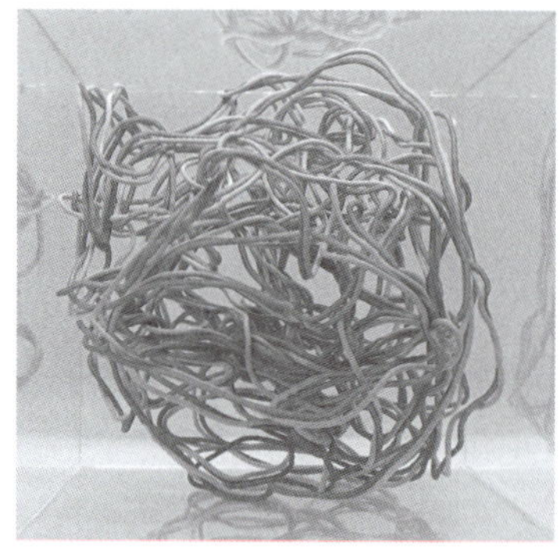

71. 53.

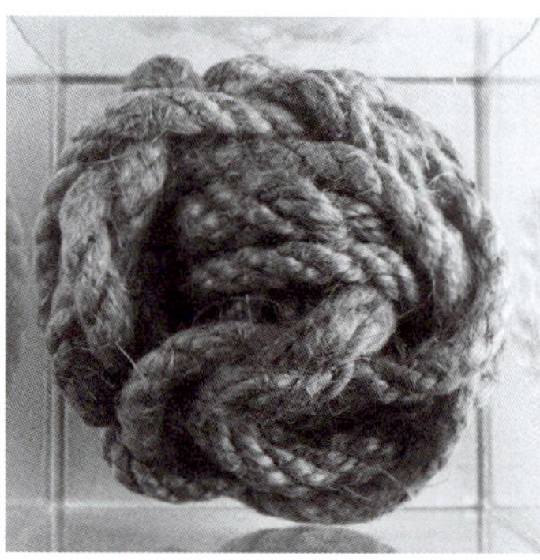

(A) : r
(B) : l
(C) : u
(D) : o
(E) : h

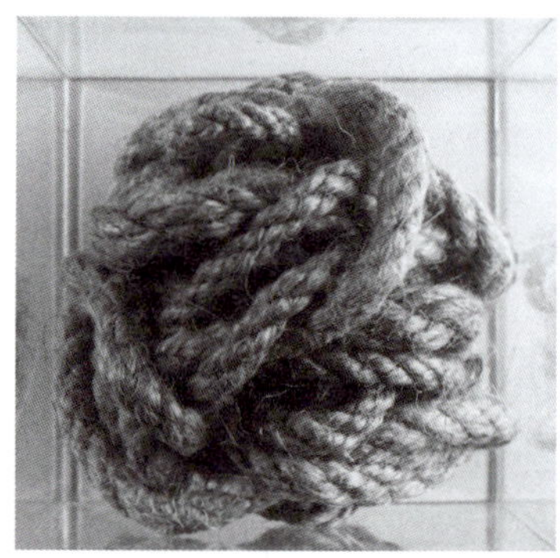

72. 54.

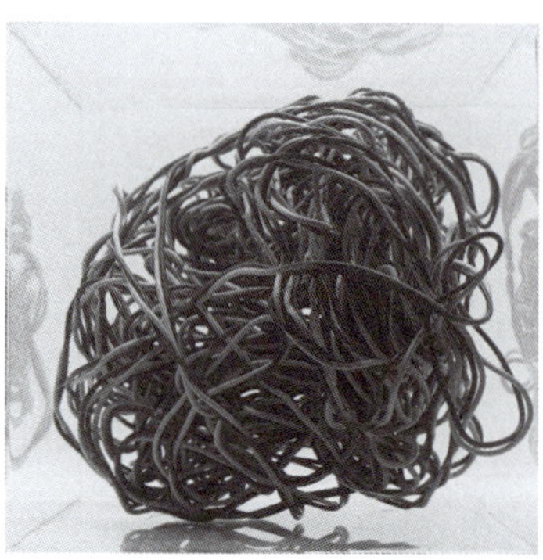

(A) : r
(B) : l
(C) : u
(D) : o
(E) : h

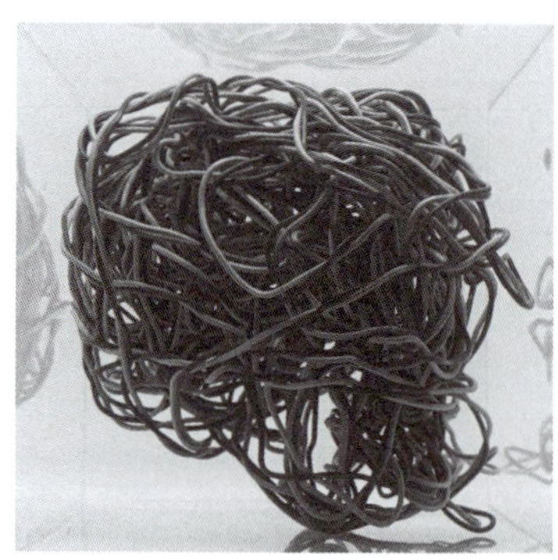

Nicht umblättern! Weitere Bearbeitung erst nach Zeichen der Testleitung.

STOP!

4. QUANTITATIVE UND FORMALE PROBLEME

Die folgenden Aufgaben prüfen Ihre Fähigkeit, im Rahmen medizinischer und naturwissenschaftlicher Fragestellungen mit Zahlen, Größen, Einheiten und Formeln korrekt umzugehen.

Wählen Sie zu jeder Frage die zutreffende Antwort aus und markieren Sie den entsprechenden Lösungsbuchstaben auf dem Antwortbogen.

Im TMS sind insgesamt **24 Aufgaben** in **60 Minuten** und im EMS **18 Aufgaben** in **45 Minuten** zu bearbeiten.

73. **55.** Ein Doktorand der Physik führt mehrere Experimente durch und macht die Beobachtung, dass zwischen den Größen A, B, C, D, E und F der folgende Zusammenhang besteht:

$$C^2 \cdot \frac{A}{B^3} = \frac{D^{-2}}{E} \cdot 3F^3$$

Er möchte nun voraussagen, welchen Wert B unter bestimmten Laborbedingungen annimmt und dies in einem Experiment überprüfen.

Welche der folgenden Formeln für die Größe *B* muss er benutzen?

(A) $B = \frac{1}{F} \cdot D^2 \cdot \sqrt[3]{AEC}$

(B) $B = C^2 \cdot A \cdot \frac{E}{D^{-2}} \cdot \frac{1}{3F^3}$

(C) $B = \frac{1}{3F} \cdot E \cdot \sqrt{C^2 \cdot \frac{D}{A}}$

(D) $B = \frac{1}{F} \cdot \sqrt[3]{\frac{A \cdot E}{3} \cdot (C \cdot D)^2}$

(E) $B = C^2 \cdot \frac{E}{D^{-2} \cdot A} \cdot 3F$

74. **56.** In einem biologischen Forschungslabor wird das exponentielle Wachstum einer Bakterienkolonie unter kontrollierten Bedingungen analysiert, wobei die Populationsgröße alle 8 Minuten bestimmt wird. Die initialen Beobachtungen zeigen, dass die Kolonie in einem regulierten Brutkasten vom einen zum nächsten Messzeitpunkt eine Wachstumsrate von 20 % aufweist.

Wie lange dauert es, bis die Bakterienkolonie ihre Populationsgröße unter den regulierten Bedingungen zum ersten Mal verdoppelt hat?

(A) 16 Minuten
(B) 24 Minuten
(C) 32 Minuten
(D) 40 Minuten
(E) 80 Minuten

75. **57.** 300 ml einer Ethanol-Wasser-Mischung im Mischungsverhältnis 1:5 werden mit 200 ml einer zweiten Ethanol-Wasser-Mischung vermengt, deren Mischungsverhältnis unbekannt ist. Nach Vermengen beider Lösungen besitzt die entstandene Lösung ein Mischungsverhältnis von 1:3.

Welches Mischungsverhältnis besitzt demnach die zweite Mischung?

(A) 1:2
(B) 3:4
(C) 4:5
(D) 1:3
(E) 3:5

Umblättern und weiterarbeiten!

76. Ein Ersatzwiderstand ist ein theoretischer Widerstand, der das Verhalten mehrerer Widerstände in einer Schaltung nachbildet. Dies ist besonders nützlich in komplexen Schaltungen, da es Technikern ermöglicht, die Schaltung in einfachere Teile zu zerlegen. Bei Parallelschaltungen berechnet sich der Ersatzwiderstand von *n* parallel geschalteten Widerständen durch: $R_{ges} = \frac{1}{\frac{1}{R_1} + \frac{1}{R_2} + \ldots + \frac{1}{R_n}}$

Wie groß ist R_2, wenn lediglich zwei Widerstände parallel geschaltet sind?

(A) $R_2 = \frac{R_{ges}}{\frac{1}{R_1} - R_{ges}}$

(B) $R_2 = \frac{R_{ges}}{1 - \frac{1}{R_1}}$

(C) $R_2 = \frac{R_1}{1 - R_{ges}}$

(D) $R_2 = \frac{R_1}{R_{ges} - 1}$

(E) $R_2 = \frac{R_{ges}}{1 - \frac{1}{R_1} R_{ges}}$

77. Stellt man 5 cm hohe Dominosteine auf gerader Strecke hintereinander auf, so geht man davon aus, dass jeder Stein seinen Nachfolgestein umwirft, wenn er ihn mindestens in der Höhe von 4 cm trifft. Es sollen 100 Dominosteine in einer geraden Strecke so hintereinander aufgestellt werden, dass alle Steine umfallen, wenn der erste angestoßen wird.

Wie lang ist die aufgestellte Strecke vom Standpunkt des ersten Dominosteins bis zum Standpunkt des 100. Dominosteins maximal, wenn die Dicke der Dominosteine vernachlässigt wird?

Hinweis: Für rechtwinklige Dreiecke gilt der Satz des Pythagoras: $a^2 + b^2 = c^2$

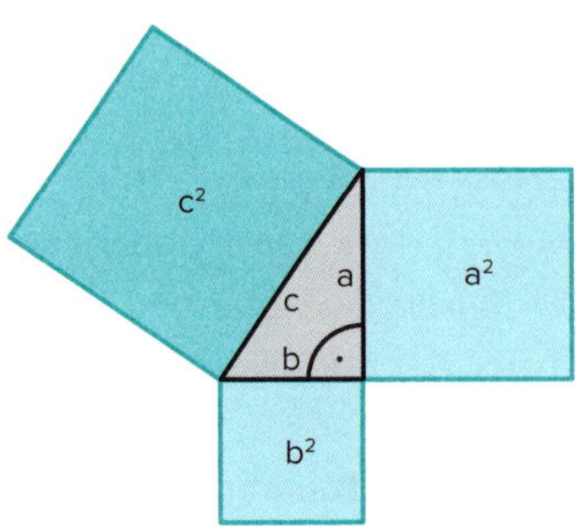

(A) 2,97 m
(B) 2,64 m
(C) 3,00 m
(D) 3,03 m
(E) 2,94 m

78. 58. Eine Gemüsepflanze hat zwei Monate nach der Aussaat eine Höhe von 60 cm erreicht. Danach wächst sie pro Monat nach dem Wachstumgesetz $h = 73\,cm - 0{,}8 \cdot B(m)$ weiter, wobei B(m) die Höhe der Pflanze zu Beginn des Monats und h der Wachstumszuwachs in diesem Monat ist.

Welche Höhe hat die Pflanze nach zwei weiteren Monaten erreicht?

(A) 80 cm
(B) 85 cm
(C) 90 cm
(D) 95 cm
(E) 100 cm

79. 59. In einem Raumfahrtunternehmen soll die Umlaufbahn eines neuen Satelliten berechnet werden. Hierfür wird das dritte Keplersche Gesetz herangezogen, das besagt, dass das Quadrat der Umlaufzeit eines Planeten um die Sonne proportional zur dritten Potenz des mittleren Radius seiner Umlaufbahn ist. Auch wenn dieses Gesetz ursprünglich für das Verhältnis zwischen den Umlaufzeiten und den Bahnradien von Planeten um die Sonne aufgestellt wurde, gilt es ebenso für die Verhältnisse der entsprechenden Größen beim Umlauf von Satelliten um einen gemeinsamen Planeten.

Ein bereits im Orbit vorhandener Satellit hat eine Umlaufzeit von 90 Minuten und der mittlere Radius seiner Umlaufbahn beträgt 7 000 km. Es soll nun die Umlaufzeit eines zweiten Satelliten berechnet werden, der in einer Umlaufbahn mit einem Radius von 28 000 km kreist.

Welche Umlaufzeit ergibt sich für diesen Satelliten?

(A) 3 Stunden und 47 Minuten
(B) 6 Stunden
(C) 12 Stunden
(D) 24 Stunden
(E) 96 Stunden

Umblättern und weiterarbeiten!

80. 60. In Vorbereitung auf eine klinische Studie untersucht ein Forschungsteam ein neues Medikament, das die Aktivität eines Stoffwechsel-Enzyms beeinflussen soll. Dafür soll das Enzym zunächst in Abwesenheit des Medikaments charakterisiert werden. In einer Versuchsreihe wird die Reaktionsgeschwindigkeit v des Enzyms bei verschiedenen Substratkonzentrationen a gemessen, um eine geeignete Spanne zu finden, bei welcher das Medikament in einer Konzentration von $1\frac{\text{mmol}}{\text{l}}$ untersucht werden kann. Die Forschenden beobachten, dass die Aktivität des Enzyms unter optimalen Bedingungen der Michaelis-Menten-Kinetik folgt. Die Michaelis-Menten-Konstante K_M gibt dabei die Substratkonzentration an, bei der die halbe Maximalgeschwindigkeit eines Enzyms erreicht ist. Sie stellen fest, dass die Reaktionsgeschwindigkeit bei einer Substratkonzentration von $2\frac{\text{mmol}}{\text{l}}$ genau 40 % der maximalen Geschwindigkeit v_{max} eträgt. Bei einer Konzentration von ca. $8\frac{\text{mmol}}{\text{l}}$ erreicht die Geschwindigkeit 75 % von v_{max}.

Die Michaelis-Menten-Gleichung ist:

$$v = \frac{v_{max} \cdot a}{K_m + a}$$

Bei welcher Substratkonzentration ist die Reaktionsgeschwindigkeit des untersuchten Enzyms halbmaximal?

(A) $1\frac{\text{mmol}}{\text{l}}$

(B) $2\frac{\text{mmol}}{\text{l}}$

(C) $3\frac{\text{mmol}}{\text{l}}$

(D) $4\frac{\text{mmol}}{\text{l}}$

(E) $5\frac{\text{mmol}}{\text{l}}$

81. **61.** In der Raumfahrt wird die Gravitationsfeldstärke verwendet, um die Bahnen von Satelliten zu berechnen. Um einen Satelliten in einer stabilen Umlaufbahn mit Abstand r zu einem Objekt der Masse m zu halten, muss seine Geschwindigkeit so gewählt werden, dass die Zentrifugalkraft, die durch seine Bewegung entsteht, genau der Gravitationskraft entspricht, die durch die Gravitationsfeldstärke des Objektes bestimmt wird. Die Gravitationsfeldstärke g ist entsprechend ein Maß dafür, wie stark die Gravitationskraft eines Objekts an einem bestimmten Punkt im Raum ist.

Sie berechnet sich durch: $g = \frac{G \cdot m}{r^2}$.

Hinweis: $[G] = \frac{\mathrm{m}^3}{\mathrm{kg} \cdot \mathrm{s}^2}$; $[m] = \mathrm{kg}$; $[r] = \mathrm{m}$; $1\,\mathrm{N} = 1\frac{\mathrm{kg} \cdot \mathrm{m}}{\mathrm{s}^2}$

Welche Einheit besitzt sie?

(A) $[g] = \frac{\mathrm{N}}{\mathrm{m}^2}$

(B) $[g] = \frac{\mathrm{N}}{\mathrm{s}^2}$

(C) $[g] = \frac{\mathrm{N}}{\mathrm{kg}}$

(D) $[g] = \frac{\mathrm{N}}{\mathrm{m}^3}$

(E) $[g] = \frac{\mathrm{N}}{\mathrm{m}^2 \cdot \mathrm{s}^2}$

82. Die Leistung P ist eine physikalische Größe, die als die umgesetzte Energie pro Zeit definiert wird. Die Einheit für die Leistung ist Watt: $\mathrm{W} = \frac{\mathrm{J}}{\mathrm{s}}$, wobei die Zeit in Sekunden s angegeben wird.

Es gelten die folgenden Zusammenhänge:

I. $P = U \cdot I$, wobei U die Spannung ist und I die Stromstärke und $[U] = \mathrm{V}$ und $[I] = \mathrm{A}$

II. $\mathrm{A} = \frac{\mathrm{C}}{\mathrm{s}}$

III. $\mathrm{V} = \frac{\mathrm{kg} \cdot \mathrm{m}^2}{\mathrm{A} \cdot \mathrm{s}^3}$

IV. $\mathrm{N} = \frac{\mathrm{kg} \cdot \mathrm{m}}{\mathrm{s}^2}$

Welche der Ausdrücke entspricht der Einheit von Energie?

(A) $\frac{\mathrm{V} \cdot \mathrm{C}}{\mathrm{A} \cdot \mathrm{s}^3}$

(B) $\frac{\mathrm{kg} \cdot \mathrm{m}^2 \cdot \mathrm{C}^2}{\mathrm{A} \cdot \mathrm{s}^3}$

(C) $\frac{\mathrm{N} \cdot \mathrm{m}}{\mathrm{s}^4}$

(D) $\frac{\mathrm{N} \cdot \mathrm{m} \cdot \mathrm{C}}{\mathrm{A} \cdot \mathrm{s}}$

(E) $\frac{\mathrm{V} \cdot \mathrm{A}}{\mathrm{C}^2 \cdot \mathrm{s}^2}$

Umblättern und weiterarbeiten!

83. **62.** Michael war beim Arzt, um die Ergebnisse seiner Blutuntersuchung abzuholen. Er möchte das Dokument sicher in seiner Hosentasche verstauen. Es hat ungefaltet eine Diagonale von 25 cm, die kürzere Seite ist 15 cm lang. Seine ebenfalls rechteckige Hosentasche ist 8 cm hoch und hat einen Umfang von 28 cm. Die Diagonale eines Rechtecks berechnet sich als Wurzel aus der Summe der Quadrate der Seitenlängen, während der Umfang der Summe der Länge aller Seiten entspricht.

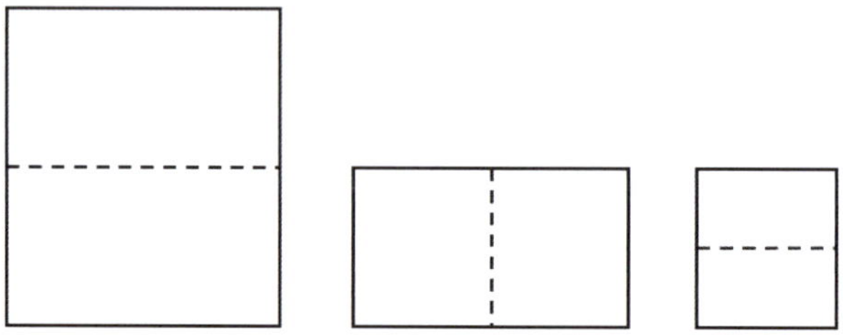

Wie oft muss Michael das Dokument mindestens falten, damit es in die Hosentasche passt, wenn er es immer so faltet, dass die längere der Seiten halbiert wird?

(A) Zweimal
(B) Dreimal
(C) Viermal
(D) Fünfmal
(E) Sechsmal

84. **63.** Der waagerechte Wurf setzt sich zusammen aus einer gleichförmigen Bewegung in horizontaler Richtung und einer gleichmäßig beschleunigten Bewegung ohne Anfangsgeschwindigkeit in vertikaler Richtung. Die Bewegung in der horizontalen Richtung kann durch die Formel $x = v \cdot t$, die Bewegung in der vertikalen Richtung kann durch die Formel $y = -\frac{1}{2} \cdot g \cdot t^2 + h$ beschrieben werden ($g \approx 10 \frac{m}{s}$).

Hierbei sind die verwendeten Größen gegeben als:
h: Anfangshöhe beim Wurf
v: Geschwindigkeit
t: Zeit
g: Ortsfaktor
x: die Strecke in horizontaler Richtung
y: die Strecke in vertikaler Richtung

Beim Volleyball gibt es verschiedene Aufschlagtechniken. Beim Sprungaufschlag wird der Ball zunächst mit der einen Hand in die Höhe geworfen, dann springt der Spieler nach oben und trifft den Ball beinahe waagrecht mit der anderen Hand. Dabei kann davon ausgegangen werden, dass der Ball beim Aufschlag keinen Geschwindigkeitsvektor nach oben besitzt, sondern ausschließlich waagrecht geschlagen wird.

Bei einem Volleyball-Turnier ist das Volleyball-Netz 2,3 m hoch. Ein guter Volleyballspieler trifft den Ball beim Aufschlag mit einer Geschwindigkeit von $108 \frac{km}{h}$. Das Netz ist von der Grundlinie, also dem Punkt, an dem der Spieler den Ball das zweite Mal trifft, 8 m entfernt ($x = 8$ m).

In welcher Höhe muss der Spieler den Ball treffen, damit der Ball über das Netz kommt?

(A) $h = 2{,}3$ m
(B) $h = 2{,}64$ m
(C) $h = 2{,}72$ m
(D) $h = 2{,}89$ m
(E) $h = 3$ m

85. **64.** Einem Patienten wird morgens um 10 Uhr nach der Visite 800 mg eines Medikamentes verabreicht. Da der Patient allergisch reagiert und einen Hautausschlag entwickelt, wird ihm ein Antidot (Gegengift) verabreicht, das das Medikament im Blut bindet und somit ¾ dieses Medikamentes direkt eliminiert.

Wann wurde das Antidot verabreicht, wenn um 22 Uhr bei der Laborkontrolle nur mehr 25 mg des Medikamentes vorhanden sind und die Halbwertszeit des Medikamentes vor und nach Gabe des Antidots vier Stunden beträgt?

(A) Das Antidot muss um 10 Uhr verabreicht worden sein.
(B) Das Antidot muss um 14 Uhr verabreicht worden sein.
(C) Das Antidot muss um 18 Uhr verabreicht worden sein.
(D) Das Antidot muss um 22 Uhr verabreicht worden sein.
(E) Das Antidot kann zu jedem der genannten Zeitpunkte verabreicht worden sein.

Umblättern und weiterarbeiten!

86. **65.** Paracefan ist ein Arzneimittel zur Verminderung der Übererregtheit in bestimmten Regionen des Gehirns, wie sie bei akutem Alkoholentzugssyndrom auftritt. Es wird als Injektion verabreicht und ist in Ampullen mit einer Größe von 5 ml und einer Konzentration von 0,15 mg/ml erhältlich. Bei einer salzarmen Diät ist zu beachten, dass 1 ml der Lösung auch 3,34 mg Natrium beinhalten.

Für die Behandlung eines Patienten werden zunächst 3 ml unverdünnte Paracefanlösung über einen Zeitraum von 10 Minuten injiziert. Zur kontinuierlichen Weiterbehandlung wird danach je eine Ampulle mit einer Glucoselösung auf 50 ml Gesamtvolumen aufgezogen und mit einer konstanten Geschwindigkeit verabreicht (sogenannte Perfusionsgeschwindigkeit), die einer Dosierung von 1,8 mg des Wirkstoffs pro Tag entspricht.

Wie hoch muss die Perfusionsgeschwindigkeit sein und wie viel Natrium erhält der Patient innerhalb der ersten 12 Stunden durch die Behandlung?

(A) Perfusionsgeschwindigkeit: 0,5 ml/h, Natriummenge: ca. 20 mg
(B) Perfusionsgeschwindigkeit: 0,5 ml/h, Natriummenge: ca. 50 mg
(C) Perfusionsgeschwindigkeit: 5 ml/h, Natriummenge: ca. 30 mg
(D) Perfusionsgeschwindigkeit: 5 ml/h, Natriummenge: ca. 40 mg
(E) Perfusionsgeschwindigkeit: 12 ml/h, Natriummenge: ca. 50 mg

87. **66.** Übergewicht ist ein Risikofaktor für viele Erkrankungen des Herz-Kreislauf-Systems. Zur Klassifikation des Körpergewichts in Relation zur Körpergröße dient der Body Mass Index (BMI). Dabei wird die Masse in Kilogramm durch das Quadrat der Körperlänge in Meter geteilt. Ein Zahlwert von 18,5 bis 25 gilt als Normalgewicht, jeder Wert darunter als Untergewicht. Als Übergewicht wird ein Zahlwert von mehr als 25 gewertet. Ein Wert von über 30 gilt als behandlungsbedürftige Adipositas. Für Kinder und Jugendliche gelten altersabhängige Grenzwerte.

Patient A hat bei einer Körperlänge von 1,84 m ein Gewicht von 98 kg. Patient B hat bei einer Körperlänge von 1,80 m ein Gewicht von 81 kg.

Wie viel muss Patient A mindestens abnehmen, um wie Patient B im Bereich des Normalgewichts zu landen?

(A) ca. 11 kg
(B) ca. 13 kg
(C) ca. 15 kg
(D) ca. 16 kg
(E) ca. 17 kg

88. Koffein ist ein natürlich vorkommender chemischer Stoff, der in einigen Pflanzenteilen vorkommt. Am bekanntesten ist das Vorkommen in Kaffeebohnen, wo es einen Massenanteil von 1–2 % (in gerösteten Bohnen) erreicht, doch in Teeblättern mit einem Massenanteil von 3–4 % (in getrockneten Blättern) und Guaranà mit einem Massenanteil von 4–9 % (in der Trockenmasse) ist die Konzentration sogar höher.

Beim Konsum durch Menschen stimuliert Koffein das zentrale Nervensystem und reduziert das Müdigkeitsgefühl. Größere Mengen von Kaffein können allerdings negative Folgen wie Angstzustände und stark beschleunigten Herzschlag haben.

Für die gesunde Allgemeinbevölkerung – ausgenommen Schwangere – gilt der Konsum einer Einzeldosis (also der innerhalb von einer Mahlzeit aufgenommenen Dosis) von 3 mg pro Kilogramm Körpergewicht und einer über den Tag verteilten Gesamtaufnahme von 5,7 mg pro Kilogramm Körpergewicht als unbedenklich.

Wenn eine Tasse Kaffee aus 4 g gerösteten Bohnen und eine Tasse Schwarz- oder Grüntee aus 1 g getrockneten Teeblättern aufgebrüht wird, welche der folgenden Konsummengen können dann für eine 60 kg schwere, nicht schwangere Frau als unbedenklich eingestuft werden, falls kein weiteres Koffein aus anderen Quellen aufgenommen wird?

I. 1 Tasse Kaffee am Morgen, 3 Tassen Tee über den Vormittag verteilt, 2 Tassen Kaffee am Nachmittag
II. 3 Tassen Kaffee am Morgen, 2 weitere über den Tag verteilt
III. 2 Tassen Kaffee am Morgen, 3 Tassen Tee am Nachmittag

(A) Nur die Konsummenge I ist unbedenklich.
(B) Nur die Konsummenge III ist unbedenklich.
(C) Die Konsummengen I und III sind unbedenklich.
(D) Die Konsummengen II und III sind unbedenklich.
(E) Alle angegebenen Konsummengen sind unbedenklich.

Umblättern und weiterarbeiten!

89. **67.** Der Transport des lebensnotwendigen Sauerstoffs durch den Körper erfolgt über die roten Blutkörperchen im Blut. Die entscheidende Rolle dabei spielt der eisenhaltige Proteinkomplex Hämoglobin, der Sauerstoff binden und bei niedrigerer Sauerstoffkonzentration im Gewebe wieder abgeben kann. Hämoglobin ist ein Tetramer, es besteht also aus vier Untereinheiten, die je einen Eisenkomplex, das Häm, beinhalten. Insgesamt hat es eine molare Masse von 64 458 g/mol. Da die Bestimmung der Hämoglobinkonzentration im Blut durch den Nachweis des Häm erfolgt, wird traditionellerweise die Konzentration in mmol Häm pro Liter und nicht in mmol Hämoglobin pro Liter angegeben.

Wenn bei einem 70 kg schweren Erwachsenen eine Konzentration von 9 mmol/l gemessen wird und von einer Blutmenge von 65 ml pro Kilogramm Körpergewicht ausgegangen werden kann, wie groß ist dann die Gesamtmasse des Hämoglobins der Person in Gramm?

(A) ca. 41 g
(B) ca. 165 g
(C) ca. 660 g
(D) ca. 2 640 g
(E) ca. 10 560 g

90. **68.** Eine Balkenwaage soll in ein Gleichgewicht gebracht werden.

Dabei ist der Balken jedoch nicht mittig am Zeiger aufgehängt, sondern teilt die Seiten in einem Verhältnis von 3 : 1.

Der Balken ist einen Meter lang und wiegt 4 kg. Am längeren Ende ist ein Gewicht von 6 kg angehängt.

Es gelten die Bedingungen des Hebelgesetzes:

* $F_{\text{angehängtes Gewicht 1}} \cdot d_1 + F_{\text{Balkenseite 1}} \cdot \frac{d_1}{2} = F_{\text{angehängtes Gewicht 2}} \cdot d_2 + F_{\text{Balkenseite 2}} \cdot \frac{d_2}{2}$
* Für die einzelnen Kräfte F gilt $F = m \cdot g$

Hierbei ist d_1 die Länge der einen Balkenseite und d_2 die Länge der anderen Balkenseite. Für die Erdanziehung kann $g = 10 \frac{\text{m}}{\text{s}^2}$ angenommen werden.

Welche Masse muss am kürzeren Ende angehängt werden, damit ein Gleichgewicht hergestellt wird?

(A) 0,66 kg
(B) 6,5 kg
(C) 18 kg
(D) 22 kg
(E) 32 kg

91. **69.** Acht Prozent aller über 75-Jährigen in Deutschland leiden an Alzheimer-Demenz. 80 Prozent der Alzheimer-Erkrankungen werden durch eine klinische Untersuchung diagnostiziert. Bei 70 Prozent der Alzheimer-Patienten kann mithilfe einer radiologischen Bildgebung (CT oder MRT) die Diagnose gestellt werden.

Bei wie viel Prozent der über 75-Jährigen in Deutschland ist sowohl die klinische Untersuchung als auch die radiologische Bildgebung nicht wegweisend für die Diagnose Alzheimer-Demenz, obwohl eine Alzheimer-Demenz vorliegt?

(A) Bei höchstens 1,6 Prozent
(B) Bei höchstens 2,0 Prozent
(C) Bei höchstens 3,2 Prozent
(D) Bei höchstens 6,4 Prozent
(E) Bei höchstens 20 Prozent

92. Eine 70 kg schwere, routinierte Bergsteigerin möchte den Mount Everest besteigen. Der erste Teil der Wanderung, vom Flughafen Lukla auf 2 860 m Höhe zum ersten Base Camp, welches auf 5 364 Metern über dem Meeresspiegel liegt, ist für einen geübten Wanderer in 8 Tagen zu besteigen. Ihr Grund-Energieverbrauch beträgt 0,9 kcal pro kg Körpergewicht und Stunde. Bei einem Aufstieg ins Hochgebirge rechnet man zusätzlich zum Grundbedarf mit einem Verbrauch von 90 kcal pro 100 überwundenen Höhenmetern.

Um wieviel erhöht ist ihr Energieverbrauch auf dem Treck zum Base Camp, verglichen mit einem Aufenthalt auf Meeresspiegelhöhe für die gleiche Dauer?

(A) 18,6 %
(B) 24,3 %
(C) 29,4 %
(D) 39,9 %
(E) Die Änderung beträgt mehr als die anderen angegeben Möglichkeiten.

93. Eine Wissenschaftlerin züchtet in einem Labor ein Wasserbakterium. Dieses vermehrt sich alle 2 Stunden im Wasser. Zum Zeitpunkt 0 befindet sich eine bestimmte Anzahl Bakterien in 200 ml Wasser. Nach 2 Stunden entnimmt die Forscherin 20 ml und überträgt sie in 180 ml einer zellfreien Nährstofflösung, in der sich die Bakterien genauso schnell vermehren wie in Wasser. 14 Stunden später entnimmt sie hier wieder 10 ml, untersucht sie unter dem Mikroskop und zählt 32 Bakterien.

Wie viele Bakterien waren zum Zeitpunkt 0 im Wasser vorhanden, wenn sich die Anzahl der Bakterien in jedem Vermehrungsschritt verdoppelt?

(A) 16 Bakterien
(B) 25 Bakterien
(C) 50 Bakterien
(D) 64 Bakterien
(E) 640 Bakterien

Umblättern und weiterarbeiten!

94. **70.** In einer schulischen Forscherstation untersuchen 5 Lernende die Rolle von Natrium im menschlichen Körper. Sie wissen, dass der menschliche Körper durchschnittlich 90 g Natrium enthält, ein Element mit einer molaren Masse von 22,9898 g/mol. Unter Berücksichtigung der Avogadrozahl, die die Anzahl der Moleküle in einem Mol eines Stoffes angibt ($6{,}022 \cdot 10^{23}$), wollen sie die Anzahl der Natriummoleküle im menschlichen Körper bestimmen. Jedoch gelangen sie zu unterschiedlichen Ergebnissen.

Wer hat richtig gerechnet?

(A) Jakob: $23{,}57 \cdot 10^{24}$
(B) Mara: $2{,}357 \cdot 10^{22}$
(C) Else: $0{,}2357 \cdot 10^{25}$
(D) John: $0{,}4714 \cdot 10^{23}$
(E) Celine: $0{,}4714 \cdot 10^{24}$

95. **71.** Ein Patient auf der Intensivstation ist an vier Perfusoren angeschlossen, die ihm kochsalzhaltige Lösungen in unterschiedlichen Konzentrationen verabreichen. Perfusor 1 verabreicht 30 ml pro Stunde einer 0,9 % (Volumenprozent) Kochsalzlösung. Perfusor 2 verabreicht 36 ml pro Stunde einer 0,25 % (Volumenprozent) Kochsalzlösung, Perfusor 3 verabreicht 60 ml pro Stunde einer 0,5 % (Volumenprozent) Kochsalzlösung und Perfusor 4 verabreicht 0,2 ml pro Minute einer 2 % Kochsalzlösung.

Wie lange dauert es, bis der Patient 5,4 g Kochsalz verabreicht bekommen hat, wenn Kochsalz eine Dichte von 1,2 g/ml hat?

(A) 180 Minuten
(B) 210 Minuten
(C) 240 Minuten
(D) 270 Minuten
(E) 300 Minuten

96. **72.** Ein Biostatistiker führt eine Studie zur Wirksamkeit eines neuen Medikaments durch. Er möchte die Variabilität der Reaktionen auf das Medikament analysieren, die er anhand einer Skala von 1 bis 100 bewertet. Dazu sammelt er Daten von einer Gruppe von 100 Patienten und berechnet den Mittelwert (Durchschnitt) ihrer Reaktionen.

Die empirische Standardabweichung ermöglicht es, die Streuung der Daten um den Mittelwert herum zu verstehen. Sie berechnet sich als die Quadratwurzel aus dem Durchschnitt der quadrierten Abweichungen aller Werte vom Mittelwert.

Die folgenden Daten sind gegeben:

* Der Mittelwert der Reaktionen der gesamten Patientengruppe ist 50.
* Die Reaktionen der fünf zufällig ausgewählten Patienten sind 45, 55, 50, 60 und 40 basierend auf der gewählten Skala.

Wie groß ist die empirische Standardabweichung der ausgewählten Patientengruppe auf Grundlage dieser Daten?

(A) etwa 6
(B) etwa 7
(C) etwa 8
(D) etwa 10
(E) etwa 12

TMS/EMS LERNHEFT 3

TMS/EMS LERNHEFT

1. FIGUREN LERNEN – EINPRÄGEPHASE

Dieser Test prüft, wie gut Sie sich visuelle Einzelheiten und Details von Gegenständen und Formen einprägen können.

Insgesamt werden Ihnen im Folgenden im TMS **20 Figuren** und im EMS **18 Figuren** vorgegeben. Jeweils ein Teilstück dieser Figuren ist geschwärzt. Zum Einprägen der Figuren samt geschwärzten Flächen haben Sie im TMS und EMS **4 Minuten** Bearbeitungszeit.

Beispiel Einprägephase

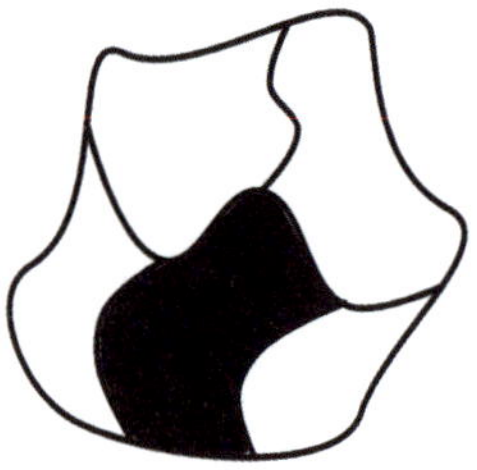

Ihre Aufgabe ist es sich die Figuren, einschließlich der Lage der geschwärzten Flächen, so einzuprägen, dass Sie später angeben können, welches Teilstück der Figuren geschwärzt war. Die Reihenfolge in der die Figuren abgefragt werden entspricht nicht der Reihenfolge während der Einprägephase.

Beispiel Reproduktionsphase

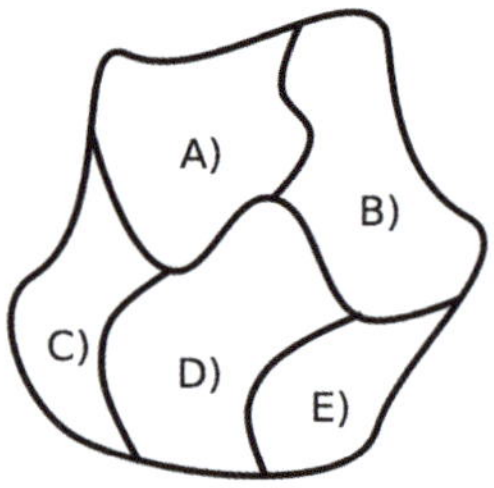

In diesem Fall wäre D die korrekte Lösung.

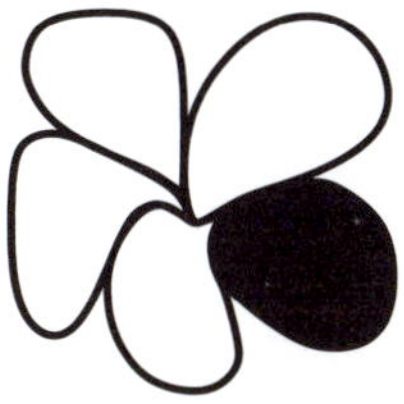
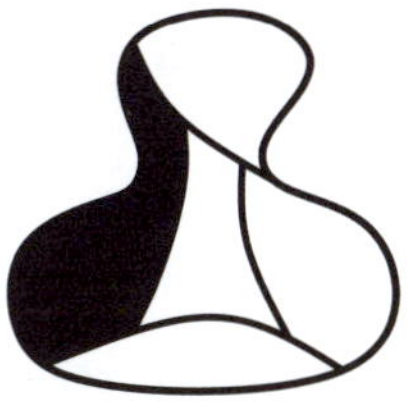
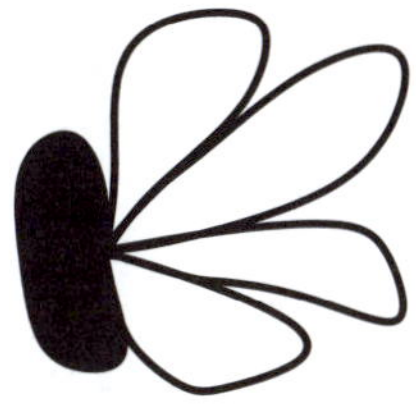
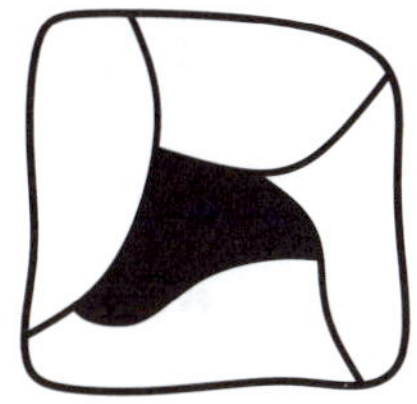

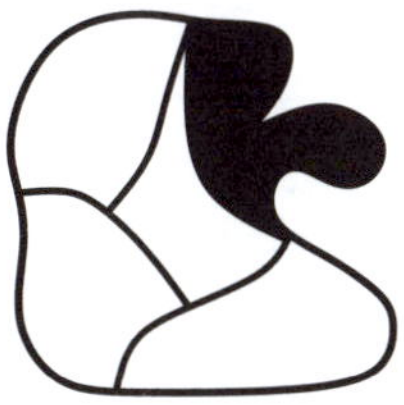
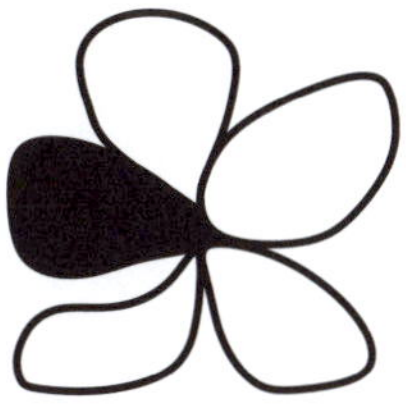
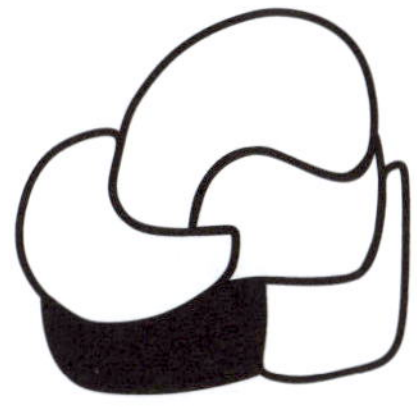
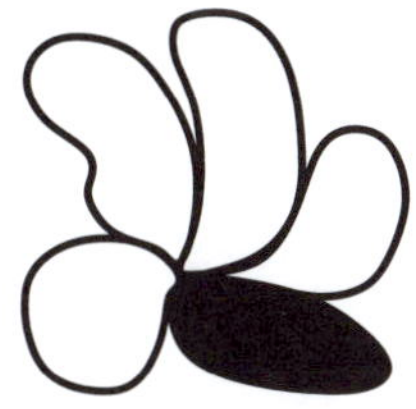

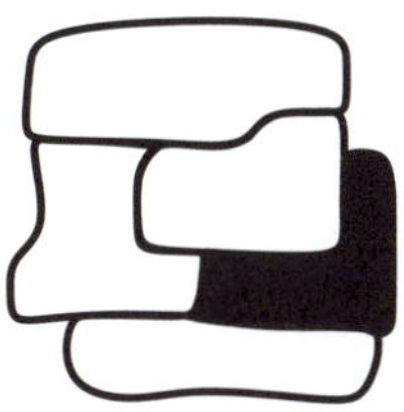

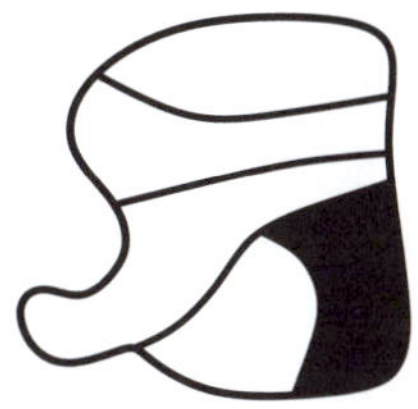
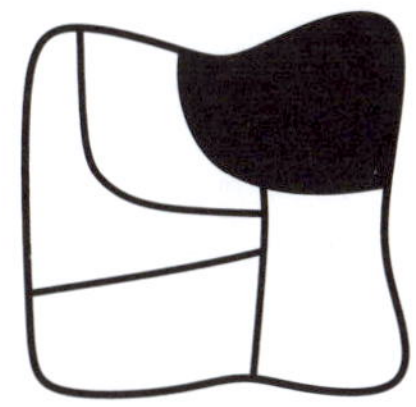

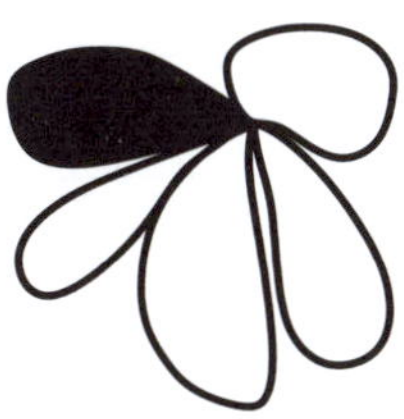
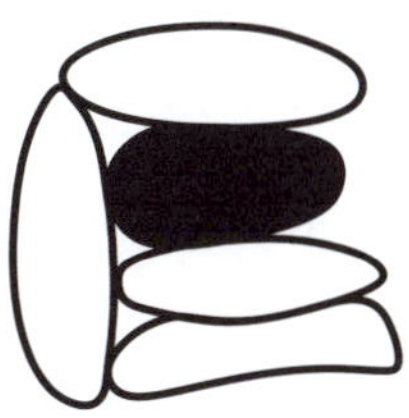
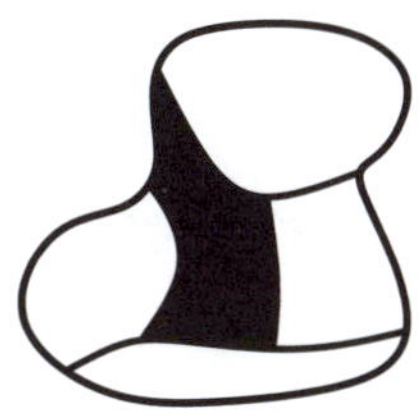
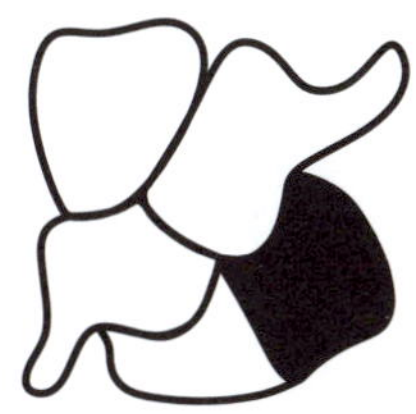

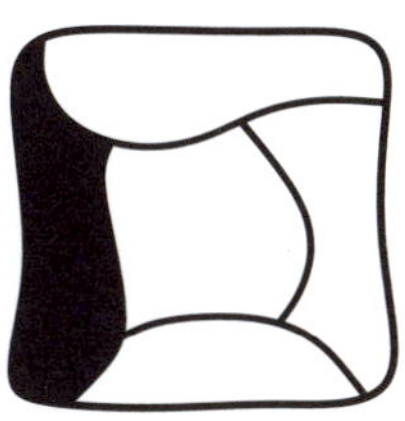

→ Nur TMS

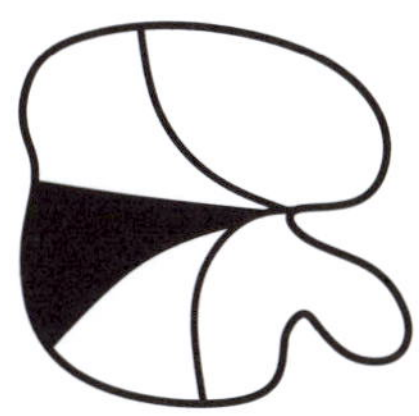

→ Nur TMS

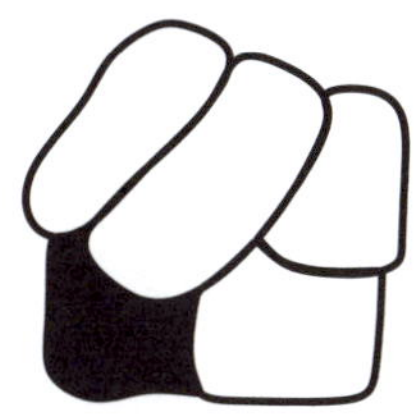

Nicht umblättern! Weitere Bearbeitung erst nach Zeichen der Testleitung.

STOP!

2. FAKTEN LERNEN – EINPRÄGEPHASE

Aufgabenbeschreibung

Der folgende Untertest soll prüfen, wie gut Sie sich Fakten einprägen und merken können.

Es werden Ihnen 15 Patient:innen vorgestellt. Sie erhalten jeweils die folgenden Informationen zu den Patient:innen: Name, Altersgruppe, Beruf, Geschlecht, ein besonderes Merkmal (z. B. Familienstand) sowie die Diagnose.

Beispiel Einprägephase

Link ca. 20 Jahre, Pizzabäcker, verärgert – Gipswechsel

Ihre Aufgabe ist es nun, sich die gegebenen Informationen zu jeder Person so einzuprägen, dass Sie später Fragen nach Details beantworten können.

Beispiel Reproduktionsphase

Der Patient mit dem Gipswechsel ist von Beruf ...

Staatsanwalt

Lehrer

Pizzabäcker

Manager

Tänzer

Die richtige Antwort wäre in diesem Fall **C**.

Zum Einprägen der **15 Patient:innen** haben Sie im TMS und EMS **6 Minuten** Bearbeitungszeit.

Okwuoma:	ca. 49 Jahre,	Category Manager, gelockt – Leptospirose
Greco:	ca. 49 Jahre,	Umwelttechnikerin, blondiert – Brucellose
Manfrin:	ca. 49 Jahre,	Drohnen-Pilot, getönt – Erysipeloid
Goddu:	ca. 26 Jahre,	Datenschutzbeauftragte, kurzhaarig – Anthrax
Loermans:	ca. 26 Jahre,	KI-Spezialist, langhaarig – Syphilis connata
Vincent:	ca. 26 Jahre,	DevOps Engineer, gelockt – Frühsyphilis
Audibert:	ca. 47 Jahre,	IT-Security-Spezialistin, blond – Frühsyphilis
Maslova:	ca. 47 Jahre,	Customer Spezialistin, kurzhaarig – Syphilis connata
King:	ca. 47 Jahre,	Utility Entwickler, brünett – Nokardiose
Gorshkov:	ca. 52 Jahre,	Data Scientist, langhaarig – Meningokokken-Infektion
Fugère:	ca. 52 Jahre,	Content Managerin, rothaarig – Tularämie
Ponomarev:	ca. 52 Jahre,	Ingenieur, dunkelhaarig – Nokardiose
Chikwendu:	ca. 33 Jahre,	Data Consultant, blond – Brucellose
De Moor:	ca. 33 Jahre,	Salesforce Consultant, rothaarig – Erysipeloid
Bellucci:	ca. 33 Jahre,	Feelgood Managerin, brünett – Anthrax

Nicht umblättern! Weitere Bearbeitung erst nach Zeichen der Testleitung.

STOP!

TMS/EMS TEIL B

TMS/EMS TEIL B

1. TEXTVERSTÄNDNIS

Mit Hilfe dieses Untertests wird Ihre Fähigkeit geprüft, umfangreiches und komplexes Textmaterial aufzunehmen und zu verarbeiten. Die Texte sind inhaltlich und grammatikalisch anspruchsvoll – zur Erarbeitung der Fragen dürfen Sie Notizen und Unterstreichungen tätigen.

Insgesamt werden Ihnen im TMS **4 Texte** und im EMS **3 Texte** vorgelegt. Auf jeden Text folgen jeweils sechs Fragen, die Sie ausschließlich auf die im Text beschriebenen Informationen beziehen sollen. Zur Bearbeitung stehen Ihnen im TMS **60 Minuten** und im EMS **45 Minuten** zur Verfügung.

Wählen Sie bei jeder Frage die zutreffende Antwort aus und markieren Sie den entsprechenden Lösungsbuchstaben auf dem Antwortbogen.

Text zu den Fragen 97–102 im TMS bzw. zu den Fragen 73–78 im EMS
Bei einer Anämie, die umgangssprachlich auch als Blutarmut bzw. Blutmangel bezeichnet wird, handelt es sich um eine Verminderung der Hämoglobin-Konzentration im Blut unter einen geschlechts- und altersabhängigen Normwert. Bei Männern beträgt dieser Normwert 130 Gramm Hämoglobin (Hb) pro Liter [g/l]. Bei Frauen beträgt er nur 120 g/l, wobei bei schwangeren Frauen aufgrund des höheren Blutplasmaanteils der Normwert um weitere 10 g/l abgesenkt wird. Das Hämoglobin ist ein eisenhaltiger, sauerstoffbindender Proteinkomplex, der in den Erythrozyten (roten Blutzellen) vorkommt und ihnen ihre rote Farbe verleiht. Das Hämoglobinmolekül besteht aus vier Globinen (zwei α-Globinen und zwei β-Globinen), in deren Mitte sich je ein eisenhaltiger und sauerstoffbindender Häm-Komplex befindet. Jeder Häm-Komplex kann dabei ein Sauerstoffmolekül binden. Hierbei ändert sich die Farbe des Hämoglobins nach Bindung von Sauerstoff (O_2) an den Häm-Komplex von dunkel- zu hellrot. Da Hämoglobin fast ausschließlich von Erythrozyten exprimiert wird, geht eine Anämie daher in der Regel mit einem Mangel an Erythrozyten (Erythrozytopenie) einher. Hierdurch erklärt sich auch weshalb bei einer Anämie die O_2-Transportkapazität des Blutes vermindert ist. Um den bei einer Anämie entstehenden Sauerstoffmangel in den Organen zu kompensieren, reagiert der Körper typischerweise mit einer Erhöhung des Herzzeitvolumens. Die Herzfrequenz nimmt folglich zu. Aufgrund dieser gesteigerten basalen Herzfrequenz (Ruhefrequenz) sinkt die Toleranz des Körpers bei Belastung, wodurch es zum Auftreten erster typischer Symptome wie leichter Ermüdbarkeit, Luftknappheit (Dyspnoe) besonders bei körperlicher Belastung und Kopfschmerzen kommen kann. Diese klinischen Symptome können wichtige Hinweise für eine Anämie sein, denn nicht immer ist die Hb-Konzentration der optimale Parameter zur Beurteilung des Schweregrades einer Anämie. So kann beispielsweise nach großen Blutverlusten die Hb-Konzentration noch normwertig sein, da sowohl die zellulären (Erythrozyten) als auch plasmatischen (Blutplasma) Bestandteile des Blutes verloren gehen. Dadurch bleibt die relative Hb-Konzentration anfangs unverändert. In dieser Zeit hat der Patient daher, trotz starker Blutverluste und klinischer Symptome, eine normwertige Hämoglobin-Konzentration. Erst nach einigen Stunden, wenn der Körper das verlorene Blutvolumen durch Flüssigkeit ersetzt hat, sinkt die Hb-Konzentration durch die Verdünnung des Blutes. Es ist daher bei der Diagnostik wichtig, sowohl klinische als auch laborchemische Parameter (z. B. Hb-Konzentration) zu berücksichtigen.

Da es viele verschiedene Ätiologien (Ursachen) für Anämien gibt, ist es wichtig, diese anhand von laborchemischen Parametern zu kategorisieren. Mittels des Retikulozyten-Anteils im Blut (Retikuozyten sind Vorläuferzellen der Erythrozyten) können Anämien in hyporegenerative (weniger als 3 % Anteil; hyporegenerativ = verminderte Bildung von Retikulozyten) und hyperregenerative (mehr als 3 % Anteil; hyperregenerativ = gesteigerte Bildung von Retikulozyten) eingeteilt werden. Ursachen für eine hyporegenerative Anämie sind bspw. ein Eisenmangel, ein Mangel an Vitamin B12 bzw. Folsäure, eine chronische Infektion, eine Niereninsuffizienz oder die Verdrängung der Blutbildung durch Blutkrebs (neoplastisch). Ursachen für eine hyperregenerative Anämie sind bspw. Blutverluste oder Hämolysen (Auflösung von Erythrozyten) durch angeborene Blutbildungsstörungen wie eine Sphärozytose, eine Sichelzellanämie, eine Thalassämie oder einen Glucose-6-Phosphat-Dehydrogenase-Mangel. Zusätzlich kann eine Anämie auch anhand der Erythrozytengröße (MCV: Normwert 82–98 fl (normozytär)) und des mittleren korpuskulären Hämoglobins (MCH: Normwert 28–33 pg (normochrom)) eingeteilt werden. Eine Verkleinerung des MCV (mikrozytär) wird häufig durch einen Eisenmangel oder eine chronische Infektion hervorgerufen. Normozytäre Anämien beobachtet man bei Blutverlusten, neoplastischen Prozessen und angeborenen Blutbildungsstörungen, die eine Hämolyse auslösen können. Makrozytäre

Umblättern und weiterarbeiten!

(Vergrößerung des MCV) Anämien sind hingegen typisch für einen Vit. B12- bzw. Folsäure-Mangel oder chronischen Alkoholmissbrauch. Eine gezielte Therapie der Anämie ist daher nur nach Kenntnis der Grunderkrankung möglich. Bei einer lebensbedrohlichen Anämie (Hb-Konzentration < 70 g/l) können jedoch Erythrozytenkonzentrate zur kurzfristigen Überbrückung verabreicht werden.

97. 73. Welche Aussage lässt sich nicht aus dem Text ableiten?

(A) Anämien können einen lebensbedrohlichen Zustand darstellen.
(B) Jedes Hämoglobinmolekül, kann vier Sauerstoffmoleküle binden.
(C) Bei Frauen spricht man bei einer Hb-Konzentration von < 120 g/l generell von einer Anämie.
(D) Luftknappheit kann ein Frühsymptom einer Anämie darstellen.
(E) Eine Anämie kann zu einer gesteigerten Herzruhefrequenz führen.

98. 74. Welche Aussage(n) lässt/lassen sich aus dem Text ableiten?

I. Bei einer Anämie ist die Hb-Konzentration stets erniedrigt.
II. Bei einem Verlust von Blutplasma erhöht sich die Hb-Konzentration im Blut kurzzeitig.
III. Das Hämoglobin besteht aus einem Globin und einem Häm-Komplex.

(A) Nur die Aussage I lässt sich ableiten.
(B) Nur die Aussage II lässt sich ableiten.
(C) Die Aussagen I und II lassen sich ableiten.
(D) Die Aussagen I und III lassen sich ableiten.
(E) Alle Aussagen lassen sich ableiten.

99. 75. Welche Aussage lässt sich aus dem Text ableiten?

(A) Ein MCV von 90 pg ist normozytär.
(B) Eine schwangere Frau mit einer Hb-Konzentration von 116 g/l hat eine Anämie.
(C) Die Therapie einer Anämie besteht grundsätzlich in der Gabe von Erythrozytenkonzentraten.
(D) Eine neoplastische Anämie ist typischerweise normozytär.
(E) Die Hämoglobin-Normwerte sind nur vom Geschlecht abhängig.

100. 76. Eine Patient hat eine hyporegenerative, makrozytäre Anämie. Welche Ursache ist dem Text zufolge am wahrscheinlichsten?

(A) Eisenmangel
(B) Blutkrebs
(C) Thalassämie
(D) Chronische Infektion
(E) Vitamin B12-Mangel

101. 77. Welche Laborwerte würde man bei einem Patienten mit einem Glucose-6-Phosphat-Dehydrogenase-Mangel am ehesten erwarten?

(A)	Hb-Konzentration 108 g/l	Retikulozyten 4,6 %	MCV 92 fl
(B)	Hb-Konzentration 107 g/l	Retikulozyten 2,8 %	MCV 89 fl
(C)	Hb-Konzentration 134 g/l	Retikulozyten 3,9 %	MCV 90 fl
(D)	Hb-Konzentration 105 g/l	Retikulozyten 5,2 %	MCV 76 fl
(E)	Hb-Konzentration 106 g/l	Retikulozyten 2,8 %	MCV 94 fl

102. 78. Welche Aussage(n) lässt/lassen sich aus dem Text ableiten?

I. Jede Anämie lässt sich laborchemisch diagnostizieren.
II. Eine hyporegenerative, mikrozytäre Anämie kann durch Eisenmangel verursacht werden.
III. Die HB-Konzentration bei Schwangeren ist aufgrund der erniedrigten Menge an zellulären Blutbestandteilen (Erythrozyten) verringert.

(A) Nur die Aussage I lässt sich ableiten.
(B) Nur die Aussage II lässt sich ableiten.
(C) Nur die Aussage III lässt sich ableiten.
(D) Die Aussagen II und III lassen sich ableiten.
(E) Alle Aussagen lassen sich ableiten.

Umblättern und weiterarbeiten!

Text zu den Fragen 103–108 im TMS

Die Proteinbiosynthese beschreibt den zellulären Prozess, bei dem die genetischen Informationen der DNA zunächst in eine messenger RNA (mRNA) und dann in eine spezifische Sequenz von Aminosäuren übersetzt werden, aus welchen Proteine aufgebaut sind. Die Bauanleitung für die Proteine ist im kodierenden Teil der DNA abgespeichert, welche in eukaryotischen Zellen im Zellkern vorliegt. Die DNA besteht aus zwei Strängen, welche antiparallel zueinander verlaufen und eine Doppelhelix ausbilden. Jeder Strang besteht aus einer linearen Kette von Nukleotiden, welche aus einem Zucker (Desoxyribose), einer Phosphatgruppe und vier möglichen Basen (Adenin, Thymin, Cytosin und Guanin) zusammengesetzt sind. Die beiden Stränge sind jeweils über Wasserstoffbrückenbindungen miteinander verbunden: Adenin paart über zwei Wasserstoffbrücken mit Thymin, Guanin paart über drei Wasserstoffbrücken stets mit Cytosin, da diese Basen jeweils komplementär zueinander sind.

Die Proteinbiosynthese lässt sich in zwei Schritte unterteilen, die Transkription und die Translation. Da die DNA den Zellkern nicht verlassen kann, muss der entsprechende Protein-kodierende Abschnitt im Zellkern umgeschrieben werden. Dieser Prozess nennt sich Transkription und besteht aus drei Phasen: Initiation, Elongation und Termination. Während der Initiationsphase wird die doppelsträngige DNA-Helix zunächst entwunden und die Einzelstränge voneinander getrennt, wobei nur einer von beiden die Vorlage für die Kopie bildet, der kodogene Strang. In der Elongationsphase bewegt sich die RNA-Polymerase entlang des kodogenen Strangs und synthetisiert die mRNA-Kopie des Gens. Sie beginnt mit der Synthese des neuen RNA-Strangs an dem Ende des kodogenen Strangs, wohin das 3. Kohlenstoffatom der Desoxyribose ausgerichtet ist (3'-Ende), und arbeitet sich hin zum 5'-Ende, wohin das 5. Kohlenstoffatom der Desoxyribose ausgerichtet ist. Die RNA-Polymerase rekrutiert freie RNA-Nukleotide mittels komplementärer Basenpaarung, welche zur Verlängerung des antiparallel verlaufenden mRNA-Strangs dienen. Angrenzende Nukleotide werden über eine Esterbindung zwischen Phosphat und Ribose kovalent verknüpft. RNA-Nukleotide enthalten Ribose statt Desoxyribose, sowie die Base Uracil statt Thymin, die ebenfalls komplementär zu Adenin ist. Erreicht die RNA-Polymerase ein spezielles Sequenzmuster auf der DNA (Terminator), lösen sich RNA-Polymerase und mRNA-Kopie von der DNA.

Da die Translation außerhalb des Zellkerns stattfindet, wird die mRNA über die Kernporen in das Zytosol transportiert. Dort bindet während der translationalen Initiationsphase die kleine ribosomale Untereinheit an die mRNA und gleitet entlang dieser in 5'-3'-Richtung, bis sie auf das universelle Start-Codon (Adenin, Uracil, Guanin) trifft. Nach dessen Erkennung schließt sich die große ribosomale Untereinheit an. Ein Codon, bestehend aus drei mRNA-Basen, kodiert jeweils eine von 20 proteinogenen Aminosäuren, wobei mehrere Codons oft dieselbe Aminosäure kodieren können. Das Start-Codon besetzt zu Beginn die „A-Stelle" des Ribosoms, an die eine passende tRNA (transfer-RNA) mit einem komplementären Anticodon bindet. Diese tRNA ist an einer anderen Stelle mit einer Aminosäure verbunden, die vom Anticodon abhängt. Diese Verbindung nennt sich Aminoacyl-tRNA. Während der Elongationsphase rückt das Ribosom um ein Codon vor, wobei das Start-Codon zur „P-Stelle" wechselt. An der „A-Stelle" erscheint ein neues Codon, an das eine komplementäre tRNA bindet. Es bildet sich eine Peptidbindung zwischen der Carboxygruppe der vorhandenen Aminosäure (oder später der wachsenden Peptidkette) und der Aminogruppe der neuen tRNA-gebundenen Aminosäure, was durch den rRNA-Anteil des Ribosoms katalysiert wird. Das Ribosom bewegt sich weiter, wobei die tRNA des Start-Codons zur „E-Stelle" wandert und sich löst, während eine neue tRNA an das Codon an der „A-Stelle" bindet. Die Aminosäuren an der „P-Stelle" und der „A-Stelle" verbinden sich kovalent. Dieser Prozess wiederholt sich, bis das Ribosom auf ein Stoppcodon trifft, was die Terminationsphase einleitet. Hier bindet der „Release Faktor“, ein Protein, das in seiner Struktur einer Aminoacyl-tRNA ähnelt, und löst die Freisetzung des fertigen Proteins, der mRNA und der ribosomalen Untereinheiten aus. Das freigesetzte, gefaltete Protein kann dann seine Funktion im Organismus übernehmen.

103. Welche der folgenden Aussagen lässt/lassen sich aus dem Text ableiten?

I. Die RNA-Polymerase bewegt sich während der Elongationsphase der Transkription vom 5'- in Richtung des 3'-Endes des kodogenen Strangs.
II. Jedes Codon nach dem Startcodon und vor dem Stoppcodon einer mRNA hat einmal die „E-Stelle“ des Ribosoms besetzt.
III. Transkription und Translation setzen sich je aus einer Initiations-, Elongations- und Terminationsphase zusammen.

(A) Alle Aussagen lassen sich ableiten.
(B) Die Aussagen I und II lassen sich ableiten.
(C) Die Aussagen I und III lassen sich ableiten.
(D) Nur die Aussage II lässt sich ableiten.
(E) Nur die Aussage III lässt sich ableiten.

104. Welche der folgenden Aussagen zur Translation lässt/lassen sich aus dem Text ableiten?

I. Während der Translation wird eine Peptidbindung zwischen der Carboxygruppe einer Aminosäure an der „P-Stelle“ und der Aminogruppe einer Aminosäure an der „A-Stelle“ ausgebildet.
II. Die tRNA, welche an ein Codon bindet, beinhaltet die gleiche Basenabfolge im Anticodon, jedoch antiparallel dazu verlaufend.
III. Das Startcodon befindet sich zu keinem Zeitpunkt an der „E-Stelle“ eines Ribosoms.

(A) Keine der Aussagen lässt sich ableiten.
(B) Nur die Aussage I lässt sich ableiten.
(C) Nur die Aussage II lässt sich ableiten.
(D) Nur die Aussage III lässt sich ableiten.
(E) Die Aussagen I und III lassen sich ableiten.

**105. Welche der folgenden Basenabfolgen ist die komplementäre mRNA zu folgender Basenabfolge des kodogenen Strangs der DNA:
5'-A C G G T A C C C A T C G G A T-3'?**

(A) 5'-T G C C A T G G G T A G C C T A-3'
(B) 5'-U G C C A U G G G U A G C C U A-3'
(C) 5'- A U C C G A U G G G U A C C G U -3'
(D) 5'- A C G G U A C C C A U C G G A U -3'
(E) 3'- A U C C G A U G G G U A C C G U -5'

Umblättern und weiterarbeiten!

106. Welche der folgenden Aussagen lässt/lassen sich aus dem Text ableiten?

I. Der „Release Faktor“ initiiert die Freisetzung des Ribosoms, der mRNA und des fertigen Proteins.
II. Der Zucker, der in der mRNA enthalten ist, nennt sich Desoxyribose.
III. Der „Release Faktor“ besteht aus Aminosäuren.

(A) Nur die Aussage II lässt sich ableiten.
(B) Die Aussagen I und II lassen sich ableiten.
(C) Die Aussagen II und III lassen sich ableiten.
(D) Die Aussagen I und III lassen sich ableiten.
(E) Alle Aussagen lassen sich ableiten.

107. Welche der folgenden Aussagen lässt sich am ehesten aus dem Text ableiten?

(A) Der Begriff „Nukleotid“ wird synonym zu dem Begriff „Base“ verwendet.
(B) Es kodieren maximal drei verschiedene Basenabfolgen für das gleiche Protein.
(C) Transkription und Translation laufen in Eukaryoten räumlich getrennt ab.
(D) Es gibt 20 verschiedene tRNAs im Zytosol.
(E) An den Ribosomen kommt es zur Bildung von Proteinen, indem Aminosäuren in der durch die mRNA vorgegebenen Reihenfolge über Wasserstoffbrücken aneinander gebunden werden.

108. Welche der folgenden Aussagen lässt/lassen sich aus dem Text ableiten?

I. Während des Vorgangs der Translation sind durch die Bewegung des Ribosoms zeitweise nicht komplementäre Nukleotide über Wasserstoffbrückenbindungen miteinander verbunden.
II. Es existieren mehrere Basenabfolgen, welche für die erste Aminosäure eines Proteins kodieren können.
III. Die RNA-Polymerase fügt freie RNA-Nukleotide während der Transkription an das 3'-Ende des entstehenden mRNA-Stranges an.

(A) Nur die Aussage I ist ableitbar.
(B) Nur die Aussage III ist ableitbar.
(C) Die Aussagen I und II sind ableitbar.
(D) Die Aussagen II und III sind ableitbar.
(E) Alle Aussagen sind ableitbar.

Text zu den Fragen 109–114 im TMS bzw. zu den Fragen 79–84 im EMS

Morbus Parkinson ist eine degenerative Erkrankung des EPMS (Extrapyramidalmotorischen Systems) und zählt zu den α-Synucleinopathien. Hierbei kommt es durch intrazelluläre Ablagerungen von unlöslichem α-Synuclein zu einem Absterben von Nervenzellen in der Pars compacta der Substantia nigra (striatale Neuronen). Diese Nervenzellen produzieren normalerweise Dopamin und transportieren es durch ihre Axone (Nervenzellfortsätze) in das Putamen, wo es an den Synapsen (Nervenendigungen) ausgeschüttet wird. Die wichtigsten Bestandteile des EPMS sind die Basalganglien, zu denen neben der Substantia nigra und dem Putamens, das zusammen mit dem Nucleus caudatus das Striatum bildet, auch das Pallidum und der Nucleus subthalamicus zählen. Das EPMS steuert Massenbewegungen und grobe Bewegungsabläufe der Rumpf- und proximalen Extremitätenmuskulatur (Halte- und Stützmotorik) und stellt damit die Grundlage für die pyramidal verschaltete Feinmotorik dar. Zudem hat das EPMS großen Einfluss auf den Muskeltonus und sorgt durch die Verschaltung mit dem Cerebellum (Kleinhirn), dem optischen Reflexzentrum und dem Gleichgewichtszentrum für die Koordination der Bewegung und die Korrektur der Körperhaltung. Erkrankungen, die mit einer Funktionsstörung der Basalganglien einhergehen, zeigen daher typische Veränderungen des EPMS. Beim Morbus Parkinson fallen Krankheitszeichen erst auf, wenn etwa 70 Prozent der dopaminergen (Dopamin produzierenden) Zellen in der Pars compacta der Substantia nigra abgestorben sind. Der Dopaminmangel führt letztlich zu einer Beeinträchtigung der Funktion der Basalganglien. Im Striatum entsteht ein funktionelles Ungleichgewicht zwischen Dopamin und Glutamat, wodurch die bewegungsfördernde Funktion des Globus pallidus internus letztlich gehemmt und die motorische Aktivierung der Hirnrinde durch den Thalamus unterdrückt wird. Dies führt zu den Hauptsymptomen des Morbus Parkinson: Rigor (Muskelstarre), Tremor (Zittern) und Hypokinese (verlangsamte Bewegung)

Eine ursächliche Therapie des Morbus Parkinson ist zum gegenwärtigen Zeitpunkt nicht möglich, da das Absterben der striatalen Neuronen weder verhindert noch verzögert werden kann. Jedoch kann man durch die Substitution von L-Dopa die Symptomatik behandeln und dem Patienten somit über Jahre hinweg ein nahezu normales Leben ermöglichen. L-Dopa wird dem Patienten oral verabreicht. Das aufgenommene L-Dopa kann die Blut-Hirn-Schranke ungehindert passieren (ZNS-gängig) und gelangt somit in das ZNS (Zentrales Nervensystem) und wird dort durch die L-Dopa-Decarboxylase zu Dopamin umgewandelt. Durch den erhöhten Dopaminspiegel kommt es zu einem Ausgleich der Dysbalance in den Basalganglien und somit zu einem bewegungsfördernden Effekt. Allerdings können die erhöhten Dopaminspiegel zu unerwünschten Wirkungen wie Überaktivität, Halluzinationen, Psychosen und Depressionen führen. Zudem wird L-Dopa auch außerhalb des ZNS durch die L-Dopa-Decarboxylase zu Dopamin umgebaut, welches die Blut-Hirn-Schranke nicht passieren kann und sich daher im Blutkreislauf anhäuft und Übelkeit und Blutdrucksenkungen verursachen kann. Daher wird L-Dopa heutzutage nur noch in Kombination mit nicht ZNS-gängigen L-Dopa-Decarboxylase-Hemmern wie beispielsweise Carbidopa verabreicht. Trotz dieser Fortschritte ist die Therapie mit L-Dopa abhängig von der Existenz intakter striataler Neurone, d. h. mit zunehmender Krankheitsdauer und progredientem (zunehmendem) Neuronenuntergang kommt es trotz adäquater L-Dopa Dosiserhöhungen zu einem fortschreitenden Wirkverlust. Anfänglich kann dieser Wirkverlust durch zusätzliche Gabe von COMT-Hemmern (Catechol-O-Methyl-Transferase-Hemmern) und MAO-Hemmern (Monoaminooxidase-Hemmern), die die Inaktivierung von Dopamin hemmen, kompensiert werden. Doch von Dauer ist auch diese Therapieerweiterung nicht. Ist keine Speicherung von Dopamin in den striatalen Neuronen mehr möglich, kommt es aufgrund der kurzen

Umblättern und weiterarbeiten!

Halbwertszeit von L-Dopa (1 Stunde) zum Auftreten von sogenannten „On-Off-Symptomen“, bei denen die Symptomatik nur noch kurzzeitig nach Medikamenteneinnahme verbessert ist (On-Phase) und dann wieder schnell zunimmt (Off-Phase). Therapeutisch können dann nur noch zusätzlich Dopaminagonisten wie Bromicriptin verabreicht werden, die zwar weniger wirksam sind als L-Dopa, aber aufgrund ihrer deutlich längeren Halbwertszeit die Symptomatik in den Off-Phasen lindern.

109. 79. Welche Aussage lässt sich aus dem Text ableiten?

(A) Oral zugeführtes Dopamin ist zur Therapie des Mb. Parkinson nicht geeignet.
(B) Beim Mb. Parkinson kommt es ausschließlich zu einer Beeinträchtigung von Massenbewegungen und groben Bewegungsabläufen.
(C) Ursächliches Problem des Mb. Parkinson ist ein relativer Dopaminüberschuss im Striatum.
(D) Beim Mb. Parkinson kommt es zum Untergang dopaminerger Neuronen im Ncl. subthalamicus.
(E) Die Nervenzellfortsätze der dopaminergen Neuronen transportieren Dopamin in die Substantia nigra.

110. 80. Welche Aussage(n) lässt/lassen sich aus dem Text ableiten?

I. Ein Glutamatüberschuss im Striatum hat einen bewegungsfördernden Effekt.
II. Koordinationsprobleme können auch ein Symptom von Mb. Parkinson sein.
III. Das Striatum besteht aus dem Putamen und dem Ncl. caudatus.

(A) Nur die Aussage II lässt sich ableiten.
(B) Nur die Aussage III lässt sich ableiten.
(C) Die Aussagen II und III lassen sich ableiten.
(D) Die Aussagen I und III lassen sich ableiten.
(E) Alle Aussagen lassen sich ableiten.

111. 81. Welche Aussage lässt sich nicht aus dem Text ableiten?

(A) L-Dopa hat eine Halbwertszeit von etwa 60 Minuten.
(B) Übelkeit kann durch zu hohe Dopaminkonzentrationen im ZNS entstehen.
(C) Die L-Dopa-Decarboxylase kommt im ZNS vor.
(D) Rigor ist ein typisches Symptom des Mb. Parkinson.
(E) Es gibt keine ursächliche Therapie für den Mb. Parkinson.

112. 82. Zu welchem Befund wird die zusätzliche Gabe von Carbidopa zur L-Dopa Therapie im Vergleich zur alleinigen L-Dopa Therapie am ehesten nicht führen?

(A) Erhöhte Dopaminspiegel im ZNS.
(B) Erhöhte L-Dopa-Spiegel im ZNS.
(C) Erhöhte L-Dopa-Spiegel außerhalb des ZNS.
(D) Erhöhte Dopaminspiegel außerhalb des ZNS.
(E) Verminderte Aktivität der L-Dopa-Decarboxylase außerhalb des ZNS.

113. 83. Welche Aussage lässt sich aus dem Text ableiten?

(A) L-Dopa ist nicht ZNS-gängig.
(B) Carbidopa ist ZNS-gängig.
(C) Monoaminooxidase-Hemmer können die Wirkung von L-Dopa verstärken.
(D) Dopaminagonisten haben eine kürzere Halbwertszeit als L-Dopa.
(E) Die Basalganglien befinden sich im Cerebellum.

114. 84. Welche Aussage(n) lässt/lassen sich aus dem Text ableiten?

I. Um die Konzentration von L-Dopa im ZNS zu steigern, könnte man Bromicriptin verschreiben.
II. Psychosen können durch die Zugabe von COMT-Hemmern zur L-Dopa Therapie gelindert werden.
III. Bromicriptin ist ein geeignetes Medikament zur Linderung der Symptomatik während der On-Phasen.

(A) Keine Aussage lässt sich ableiten.
(B) Nur die Aussage I lässt sich ableiten.
(C) Nur die Aussage II lässt sich ableiten.
(D) Nur die Aussage III lässt sich ableiten.
(E) Die Aussagen I und III lassen sich ableiten.

Umblättern und weiterarbeiten!

Text zu den Fragen 115–120 im TMS bzw. zu den Fragen 85–90 im EMS

Antibiotika sind ihrer ursprünglichen Definition zufolge niedermolekulare Stoffwechselprodukte, die von Mikroorganismen gebildet werden und bereits in geringer Konzentration das Wachstum von Bakterien (aber auch von anderen Mikroorganismen) hemmen oder diese abtöten, also entsprechend bakteriostatisch oder bakterizid wirken. In Kombination mit den effektiven antibakteriellen Abwehrmechanismen der Immunabwehr des Körpers können mit Bakteriostatika bakterielle Infektionen wirksam bekämpft werden. In vielen Fällen wurde die Wirkung dieser natürlichen Stoffe durch synthetische Modifikationen verstärkt. Im Gegensatz hierzu stehen rein synthetisch produzierte antibakteriell wirkende Chemotherapeutika.

Die wichtigste Substanzklasse der Antibiotika sind die β-Lactam-Antibiotika, die alle einen viergliedrigen β-Lactam-Ring in ihrer molekularen Struktur aufweisen. Dieses Strukturelement ist für die antibakterielle Wirkung verantwortlich und erklärt, weshalb alle β-Lactame den gleichen Wirkmechanismus haben. Hierbei wird die Synthese der bakteriellen Zellwand, die aus einem Peptidoglycan-Gerüst (dem Murein-Gerüst) aufgebaut ist, gehemmt, indem die für die Quervernetzung des Murein-Gerüsts zuständigen Enzyme (die Transpeptidasen) irreversibel (unumkehrbar) durch den β-Lactam-Ring gehemmt werden. Diese Hemmung der Zellwandsynthese ist die Grundlage für die bakterizide Wirkung der β-Lactam-Antibiotika. Die Therapie mit einigen β-Lactam-Antibiotika führt zu deutlich erhöhten Spiegeln an freien Endotoxinen, die durch die Abtötung aus den Bakterien freigesetzt werden und eine Vielzahl an physiologischen Reaktionen, wie z. B. Fieber, auslösen können. Zu den wichtigsten Vertretern der β-Lactam-Antibiotika zählen die Penicilline, die auf Grundlage des 1928 durch Flemming entdeckten Penicillins synthetisch weiterentwickelt wurden und heute in fünf Wirkstoffgruppen mit unterschiedlichem Wirkspektrum eingeteilt werden. Dabei können gramnegative Keime wie Pseudomonas aeruginosa, E. coli oder Klebsiellen nur mit Breitspektrum-Penicillinen, wie den Aminopenicillinen (Amoxicillin) oder den Acylaminopenicillinen (Piperacillin) behandelt werden. Ebenfalls zu den β-Lactam-Antibiotika zählen die Cephalosporine (z. B. Cefuroxim). Diese sind jedoch gegen einige bakterielle Erreger, wie beispielsweise Enterokokken, Listerien oder intrazellulär wachsende Bakterien wie Legionellen oder Chlamydien wirkungslos. Gemeinsam haben alle β-Lactame, dass sie durch bakteriell produzierte Enzyme (β-Lactamasen) inaktiviert und abgebaut werden können. Dieser bakterielle Abwehrmechanismus kann allerdings durch Zugabe von β-Lactamase-Hemmern, die die Aktivität der β-Lactamasen irreversibel hemmen und die Potenz und das Wirkspektrum der β-Lactame erweitern, umgangen werden. Die wichtigsten β-Lactamase-Hemmer sind Tazobactam, Clavulansäure und Sulbactam, wobei nur Sulbactam mit jedem beliebigem β-Lactam-Antibiotikum kombinierbar ist. Tazobactam hingegen kann nur in Kombination mit Piperacillin und Clavulansäure nur in Kombination mit Amoxicillin verabreicht werden.

Eine der wichtigsten Substanzklassen der antibakteriellen Chemotherapeutika sind die Gyrase-Hemmer, die sogenannten Flourochinolone. Die Gyrase ist eine bakterielle Form der Topoisomerase. Sie ist für die Entdrillung der Erbinformationen im bakteriellen Genom verantwortlich. Wird Sie gehemmt, kann keine DNA-Replikation (Erbinformationsvervielfachung) stattfinden und das Bakterium stirbt ab. Wichtige Vertreter sind Ciprofloxacin und Levofloxacin, die häufig zur Behandlung von Harnwegsinfekten oder Haut-, Weichteil-, und Atemwegsinfektionen mit gramnegativen Erregern (z. B. Hämophilus influenzae oder Moraxella catarrhalis) eingesetzt werden. Ein weiteres bakterizides Chemotherapeutikum ist Metronidazol. Metronidazol führt nach Elektronenübertragung auf seine Nitrogruppe zu DNA-Strangbrüchen, was sowohl einen antimikrobiellen als auch mutagenen Effekt hat. Metronidazol wirkt bakterizid gegen Anaerobier (sauerstoffunabhängige Bakterien) wie

Helicobacter pylori, Gardnerella vaginalis, Campylobacter jejuni und Protozoen (einzellige eukaryonte Lebewesen) wie Trichomonas vaginalis, Entamoeba histolytica und Giardia lamblia. Dabei entstehen unter anaeroben Stoffwechselbedingungen und katalysiert (befördert) durch mikrobielle Enzyme aus Metronidazol hochreaktive Nitroso-Radikale, die zu Komplexbildungen und Strangbrüchen der DNA und somit zum Tod der Metronidazol-empfindlichen Mikroorganismen führen. Eine weitere wichtige Indikation zur Behandlung mit Metronidazol ist daher auch die Clostridium difficile (grampositiver Anaerobier) assoziierte Diarrhö, die häufig nach Antibiotikatherapie mit Clindamycin (bakteriostatisches Antibiotika aus der Gruppe der Lincosamide) auftritt.

115. 85. Welche Eigenschaft besitzen alle β-Lactam-Antibiotika?

(A) Alle sind bakteriostatisch.
(B) Alle können zur Behandlung von Klebsiellen-Infektionen eingesetzt werden.
(C) Clavulansäure kann mit allen β-Lactam-Antibiotika kombiniert werden.
(D) Alle β-Lactam-Antibiotika hemmen Transpeptidasen reversibel.
(E) Sulbactam steigert die Potenz aller β-Lactam-Antibiotika.

116. 86. Welche Aussage lässt sich nicht aus dem Text ableiten?

(A) Ciprofloxacin ist ein Topoisomerase-Hemmer.
(B) Tazobactam kann nur mit einem Acylaminopenicillin kombiniert werden.
(C) Lincosamide wirken bakterizid.
(D) Antibiotika sind meist synthetisch modifizierte Substanzen natürlichen Ursprungs.
(E) Levofloxacin zählt nicht zu den β-Lactam-Antibiotika.

117. 87. Eine Infektion mit Trichomas vaginalis sollte am ehesten mit welcher Substanz behandelt werden?

(A) Piperacillin
(B) Cefuroxim
(C) Ciprofloxacin
(D) Metronidazol
(E) Clindamycin

118. 88. Bei einer Herxheimer-Reaktion kommt es zu einer Freisetzung von Endotoxinen (Giftstoffen) aus abgetöten Bakterien in den Blutkreislauf.

Welche der folgenden Substanzen verursacht dem Text zufolge am ehesten keine Herxheimer Reaktion?

(A) Piperacillin
(B) Cefuroxim
(C) Ciprofloxacin
(D) Metronidazol
(E) Clindamycin

Umblättern und weiterarbeiten!

119. **89.** **Welche Aussage(n) lässt/lassen sich aus dem Text ableiten?**

I. Flourochinolone sind rein synthetische Substanzen.
II. Eine Infektion mit Clostridium difficile sollte mit Clindamycin behandelt werden.
III. Clavulansäure kann das Wirkspektrum von Cephalosporinen erweitern.

(A) Keine Aussage lässt sich ableiten.
(B) Nur die Aussage I lässt sich ableiten.
(C) Nur die Aussage II lässt sich ableiten.
(D) Nur die Aussage III lässt sich ableiten.
(E) Die Aussagen I und III lassen sich ableiten.

120. **90.** **Eine abtötende Wirkung von Cefuroxim gegen welche(n) der folgenden Erreger lässt sich aus dem Text ableiten?**

I. Intrazelluläre Bakterien
II. Listerien
III. Giardia lamblia

(A) Nur die Aussage I lässt sich ableiten.
(B) Nur die Aussage II lässt sich ableiten.
(C) Die Aussagen I und III lassen sich ableiten.
(D) Alle Aussagen lassen sich ableiten.
(E) Keine der Aussagen lässt sich ableiten.

Nicht umblättern! Weitere Bearbeitung erst nach Zeichen der Testleitung.

STOP!

2. FIGUREN LERNEN – REPRODUKTIONSPHASE

Sie hatten vor dem Untertest Textverständnis versucht sich Figuren einzuprägen.

Nun wird Ihre Merkfähigkeit geprüft, indem Sie in den folgenden Figuren den zuvor geschwärzten Bereich erkennen müssen. Markieren Sie bitte für jede Figur den entsprechenden Lösungsbuchstaben auf dem Antwortbogen.

Sie haben hierfür im TMS und EMS **5 Minuten** Bearbeitungszeit.

121. 91.

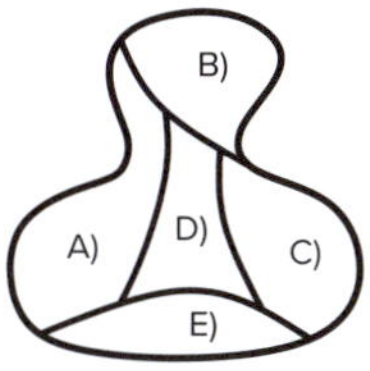

122. 92.

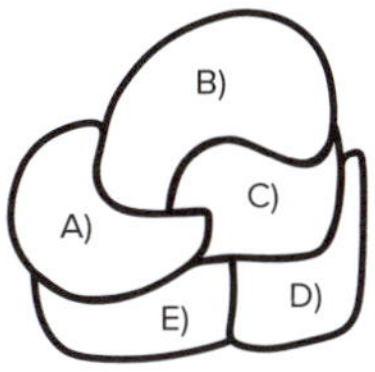

123. 93.

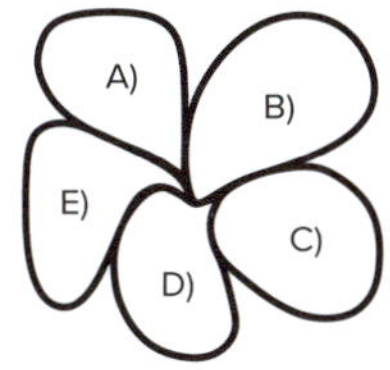

124. 94.

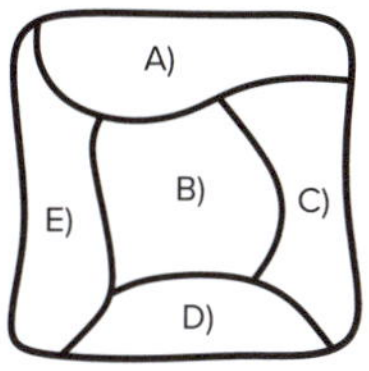

125. 95.

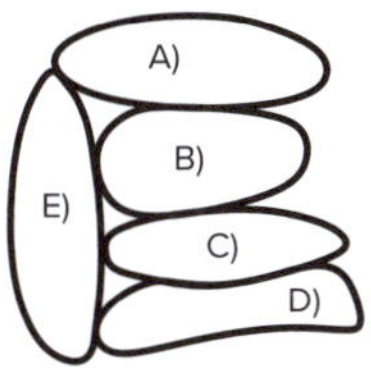

126. 96.

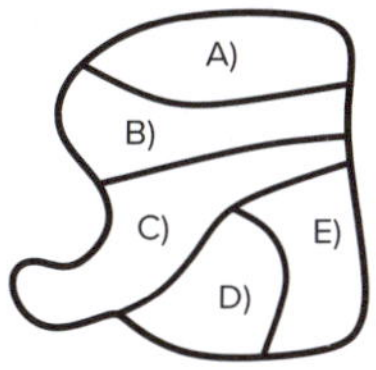

127. 97.

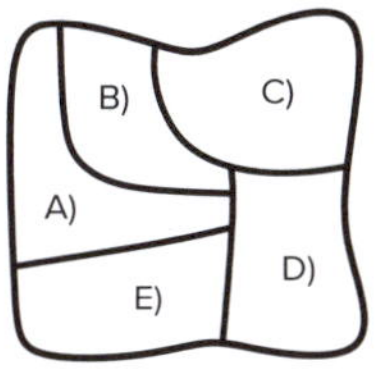

128. 98.

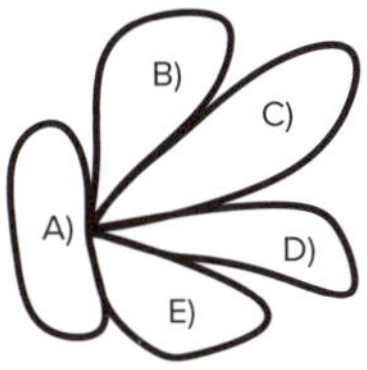

129. 99.

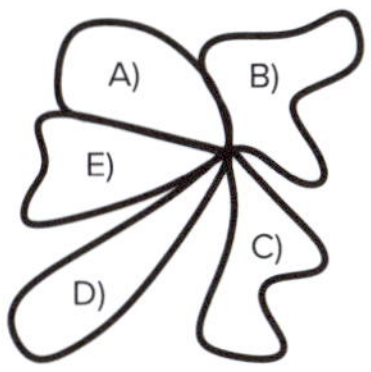

130. 100.

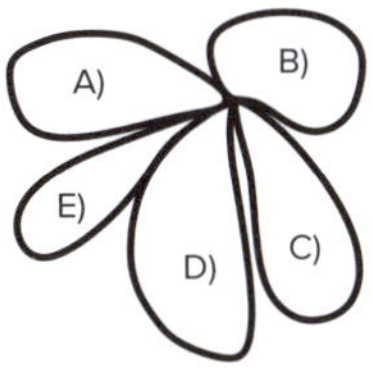

131. 101.

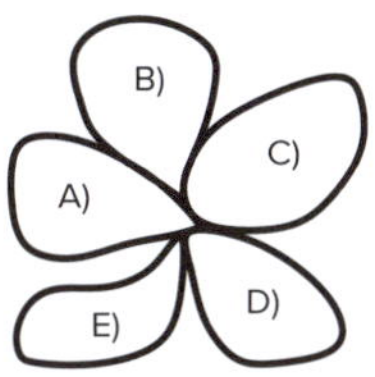

132.

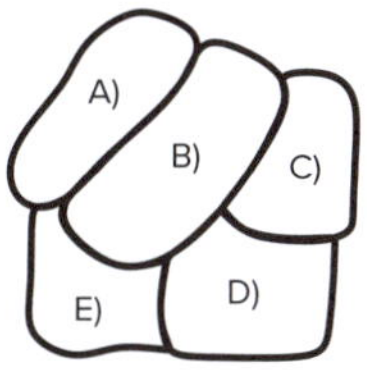

133. 102.

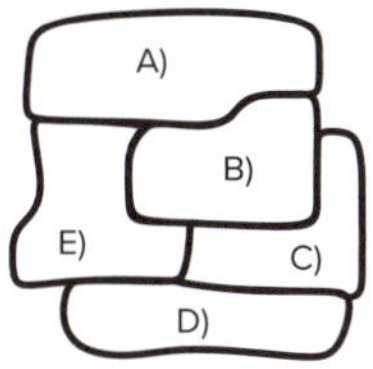

134. 103.

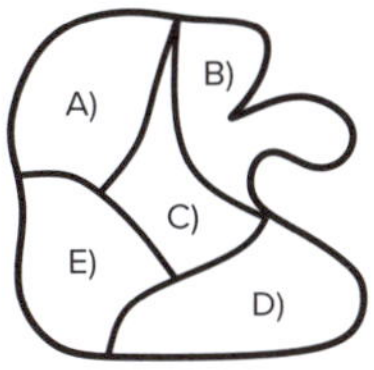

135. 104.

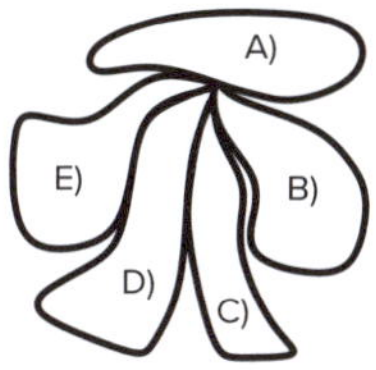

136.

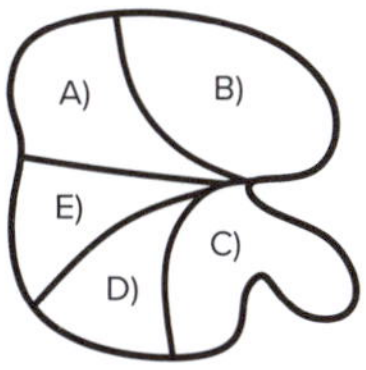

137. 105.

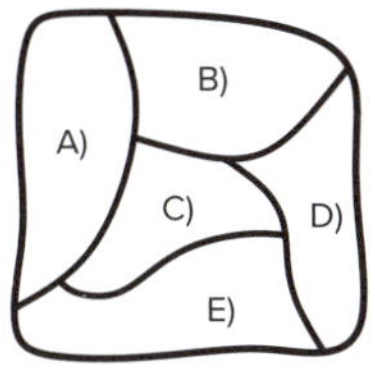

138. 106.

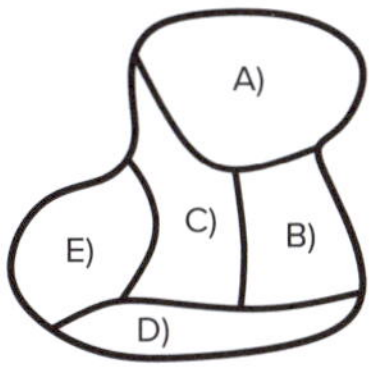

139. 107.

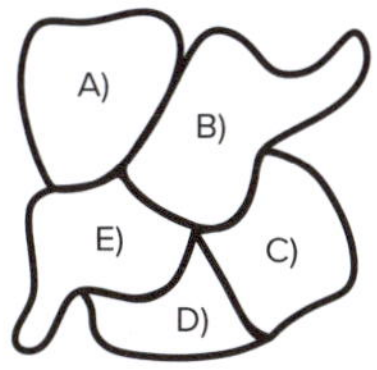

140. 108.

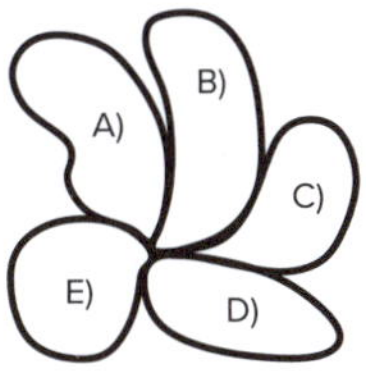

Nicht umblättern! Weitere Bearbeitung erst nach Zeichen der Testleitung.

STOP!

3. FAKTEN LERNEN – REPRODUKTIONSPHASE

Sie hatten vor dem Untertest Textverständnis versucht, sich die **15 Patient:innen** samt Name, Alter, Beruf, Diagnose und Charakterisierung einzuprägen.

Nun wird Ihre Merkfähigkeit geprüft, indem Sie die folgenden Fragen beantworten sollen. Bitte beachten Sie, dass die Fragen in diesem Untertest spaltenweise angeordnet sind.

Sie haben im TMS für die Beantwortung von **20 Fragen 7 Minuten** und im EMS für die Beantwortung von **18 Fragen 6 Minuten** Bearbeitungszeit.

141. **109.** **Der ältere gelockte Patient ist von Beruf ...**

(A) Data Consultant
(B) Drohnen-Pilot
(C) Category Manager
(D) DevOps Engineer
(E) KI-Spezialist

142. **110.** **Die jüngere Person mit Frühsyphilis ist ...**

(A) blond
(B) gelockt
(C) langhaarig
(D) kurzhaarig
(E) blondiert

143. **111.** **Der Drohnen-Pilot leidet an ...**

(A) Leptospirose
(B) Brucellose
(C) Anthrax
(D) Meningokokken-Infektion
(E) Erysipeloid

144. **112.** **Der ältere langhaarige Patient arbeitet als ...**

(A) Salesforce Consultant
(B) Utility Entwickler
(C) Data Scientist
(D) KI-Spezialist
(E) Ingenieur

145. **113.** **Die jüngere der beiden brünetten Personen ist ...**

(A) ca. 26 Jahre
(B) ca. 33 Jahre
(C) ca. 47 Jahre
(D) ca. 49 Jahre
(E) ca. 52 Jahre

146. **114.** **Frau Goddu ist von Beruf ...**

(A) Datenschutzbeauftragte
(B) Feelgood Managerin
(C) Content Managerin
(D) Customer Spezialistin
(E) IT-Security-Spezialistin

147. **115.** **Die Diagnose für den Data Consultant lautet ...**

(A) Leptospirose
(B) Brucellose
(C) Erysipeloid
(D) Tularämie
(E) Frühsyphilis

148. **116.** **Die kurzhaarige Patientin mit Anthrax ist ...**

(A) ca. 26 Jahre
(B) ca. 33 Jahre
(C) ca. 47 Jahre
(D) ca. 49 Jahre
(E) ca. 52 Jahre

149. **117.** **Der rothaarige Patient mit Erysipeloid heißt ...**

(A) Chikwendu
(B) Fugère
(C) Audibert
(D) De Moor
(E) Gorshkov

150. **118.** **Herr King leidet an ...**

(A) Anthrax
(B) Nokardiose
(C) Brucellose
(D) Leptospirose
(E) Frühsyphilis

Umblättern und weiterarbeiten!

151. 119. Die blondierte Patientin ist von Beruf ...
(A) Content Managerin
(B) Datenschutzbeauftragte
(C) Umwelttechnikerin
(D) Customer Spezialistin
(E) Feelgood Managerin

152. 120. Der getönte Patient ist ...
(A) ca. 26 Jahre
(B) ca. 33 Jahre
(C) ca. 47 Jahre
(D) ca. 49 Jahre
(E) ca. 52 Jahre

153. 121. Die jüngere Person mit Syphilis connata heißt ...
(A) Gorshkov
(B) Loermans
(C) Chikwendu
(D) Audibert
(E) Maslova

154. 122. Die Feelgood Managerin ist ...
(A) brünett
(B) dunkelhaarig
(C) langhaarig
(D) blond
(E) rothaarig

155. Die jüngere Person mit Brucellose heißt ...
(A) Greco
(B) Fugère
(C) Manfrin
(D) Chikwendu
(E) Audibert

156. 123. Die Content Managerin leidet an ...
(A) Tularämie
(B) Erysipeloid
(C) Leptospirose
(D) Brucellose
(E) Syphilis connata

157. 124. Herr Vincent ist ...
(A) blondiert
(B) gelockt
(C) antriebslos
(D) langhaarig
(E) rothaarig

158. 125. Die IT-Security-Spezialistin ist ...
(A) ca. 26 Jahre
(B) ca. 33 Jahre
(C) ca. 47 Jahre
(D) ca. 49 Jahre
(E) ca. 52 Jahre

159. 126. Der DevOps Engineer heißt ...
(A) Okwuoma
(B) Greco
(C) King
(D) Maslova
(E) Vincent

160. Der blonde Patient mit Brucellose ist ...
(A) ca. 26 Jahre
(B) ca. 33 Jahre
(C) ca. 47 Jahre
(D) ca. 49 Jahre
(E) ca. 52 Jahre

Nicht umblättern! Weitere Bearbeitung erst nach Zeichen der Testleitung.

STOP!

4. DIAGRAMME UND TABELLEN

Mit den folgenden 24 Aufgaben wird Ihre Fähigkeit geprüft, Diagramme, Schaubilder und Tabellen korrekt zu analysieren und zu interpretieren.

Bitte beachten Sie, dass zur Beantwortung der Fragen ausschließlich die in den Aufgaben illustrierten und beschriebenen Informationen herangezogen werden sollen.

Im TMS sind insgesamt **24 Aufgaben** in **60 Minuten** und im EMS **18 Aufgaben** in **45 Minuten** zu bearbeiten.

161. **127.** In der Medikamentenentwicklung wird die Wirksamkeit zweier Präparate an Testgruppen mit jeweils 100 Probanden getestet. Die folgende Tabelle enthält Informationen darüber, wie lange erkrankte Testpersonen benötigten, um eine Krankheit bei gleichzeitiger Einnahme der Medikamente A oder B zu überwinden.

ZEIT BIS ZUR GENESUNG (TAGE)	GESUNDETE PERSONEN – MEDIKAMENT A	GESUNDETE PERSONEN – MEDIKAMENT B
1	8	4
2	15	8
3	26	21
4	13	25
5	14	26
6	12	9
7	9	6
8	3	1

Welche Aussage lässt sich aus den gegebenen Informationen nicht ableiten?

(A) Nach dem fünften Tag sind mehr Patienten, die Medikament B eingenommen haben, gesundet als Patienten, die Medikament A eingenommen haben.
(B) Zwischen dem dritten und dem fünften Tag gesunden bei beiden Medikamenten jeweils mehr als die Hälfte der Patienten.
(C) Die durchschnittliche Genesungszeit liegt bei Medikament B bei weniger als fünf Tagen.
(D) Innerhalb der ersten zwei Tage genesen bei Medikament B etwa 50 % weniger Personen als bei Medikament A.
(E) Zwischen Tag zwei und Tag sechs genesen mehr als 85 % der Patienten, unabhängig davon, welches Präparat sie einnehmen.

Umblättern und weiterarbeiten!

162. 128. Das nachfolgende Diagramm stellt das monatliche Sterberisiko in Deutschland dar. Berücksichtigt wurden hierbei die Jahre 1990 bis 2010. Die angegebenen Werte je Monat beziehen sich dabei auf den Jahresmittelwert.

Vergleich des monatlichen Sterberisikos

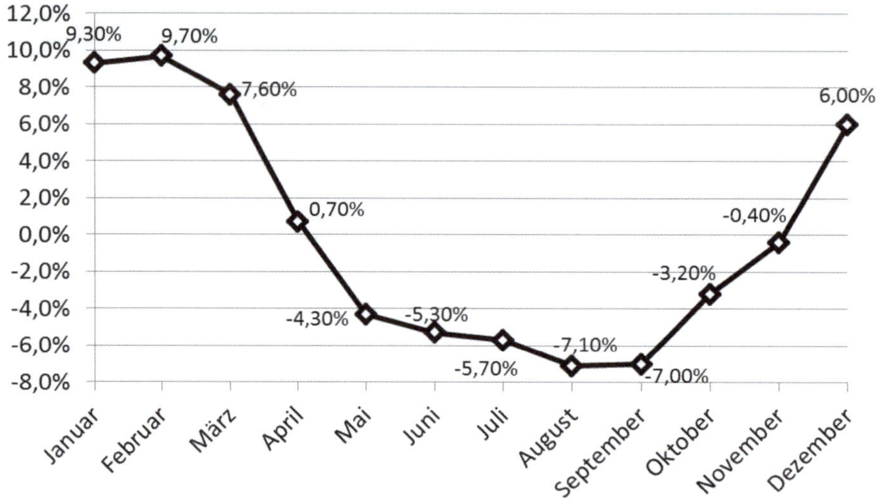

Welche Aussage ist richtig?

(A) Die Kurve aus den Datenpunkten ist von Februar bis September monoton fallend.

(B) Im September ist das monatliche Sterberisiko um 7 % höher als im Jahresdurchschnitt.

(C) Im Februar sind die meisten Menschen gestorben.

(D) Das Sterberisiko im November enspricht im Vergleich zu allen anderen Monaten am ehesten dem Jahresmittelwert.

(E) Im Mai ist das Sterberisiko durchschnittlich niedriger als im Juli.

163. In der Diagnostik wenden Ärzte unterschiedliche Tests an, um eine zweifelsfreie Diagnose aussprechen zu können. Leider erkennt nicht jeder Test jede Krankheit. Bestimmte Test sind unter bestimmten Voraussetzungen besonders erfolgsversprechend und bei anderen Gegebenheiten weniger geeignet. So bleibt stets ein Restrisiko, dass der Arzt eine falsche Diagnose stellt. Um sich besser abzusichern, kann der Arzt verschiedene Tests kombinieren, um damit die „Trefferwahrscheinlichkeit" zu erhöhen. Das nachfolgende Diagramm gibt die beispielhafte durchschnittliche Erfolgswahrscheinlichkeit einzelner Tests und deren Kombinationen an.

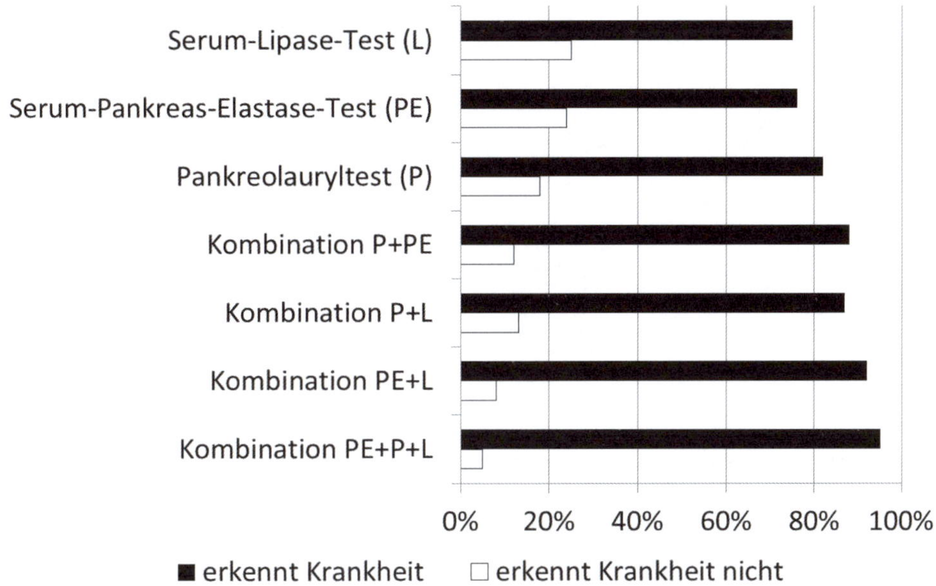

Welche Aussage lässt sich aus den gegebenen Informationen <u>nicht</u> ableiten?

(A) Unter den drei Einzeltests ist P der einzige, der mehr als 4 von 5 Mal die Krankheit erkennt.

(B) Die beliebige Kombination zweier Messmethoden ist jeder Einzelmethode überlegen.

(C) Die Kombination aller drei Methoden ist im Durchschnitt am erfolgreichsten.

(D) Serum-Lipase-Test und Serum-Pankreas-Elastase-Test erkennen von 100 Patienten nahezu dieselben als krank.

(E) Im Durchschnitt werden, unabhängig von der Messmethode, mindestens 75 % richtige Diagnosen gestellt.

Umblättern und weiterarbeiten!

164. Das nachfolgende Diagramm zeigt die radioaktive Belastung einer Region durch zwei strahlende Elemente nach einem Reaktorunglück im zeitlichen Verlauf. Zu Beginn der Aufzeichnung war die durch die beiden Elemente verursachte radioaktive Belastung der Umgebung identisch. Entsprechend den Halbwertszeiten von Cäsium-137 und Strontium-90 sank die Strahlungsbelastung durch die einzelnen Elemente im zeitlichen Verlauf jedoch unterschiedlich schnell. Das folgende Diagramm zeigt den zeitlichen Verlauf.

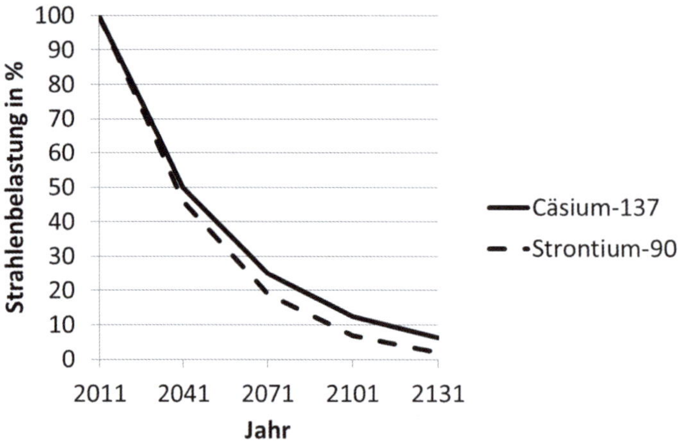

Welche der nachfolgenden Aussagen ist falsch?

(A) Die Halbwertszeit von Cäsium-137 ist länger als von Strontium-90.

(B) Nach 5 Halbwertszeiten ist die Strahlenbelastung durch Cäsium-137 höher als die durch Strontium-90.

(C) Bei beiden Elementen zeigt sich eine exponentielle Abnahme der Strahlenbelastung.

(D) Nach 60 Jahren ist die Strahlungsbelastung durch Strontium-90 niedriger als die Strahlungsbelastung durch Cäsium-137.

(E) Wenn gerade 50 Prozent der Atomkerne von Cäsium-137 zerfallen sind, sind bereits mehr als 50 Prozent der Atomkerne von Strontium-90 zerfallen.

165. Die nachfolgenden Tabellen zeigen neun Antibiotika (AB) aus drei Wirkstoffgruppen (A–C) inklusive deren Marktpreise und Wirksamkeit. Teilweise sind die einzelnen Antibiotika für die Therapie spezifischer bakterieller Infektionen nicht geeignet, da die Bakterienstämme (A–C) gegen die enthaltenen Wirkstoffe Resistenzen entwickelt haben.

AB GRUPPE A		AB GRUPPE B		AB GRUPPE C	
Name	Preis	Name	Preis	Name	Preis
A1	5 €	B1	16 €	C1	68 €
A2	10 €	B2	9 €	C2	27 €
A3	22 €	B3	78 €	C3	3 €

	BAKTERIENSTAMM A	BAKTERIENSTAMM B	BAKTERIENSTAMM C
Gruppe A		resistent	
Gruppe B	resistent	resistent	
Gruppe C			resistent

Welche Aussage(n) lässt/lassen sich aus den Tabellen ableiten?

I. Ein Patient, der eine Infektion des Bakterienstammes C behandeln möchte, spart durch den Kauf von B2 am meisten Geld.

II. Das teuerste Antibiotikum wirkt bezüglich der aufgeführten Bakterienstämme nur bei Infektionen mit Bakterienstamm C.

III. Bei einer Mischinfektion mit allen drei Bakterienstämmen kostet die günstigste gezeigte Therapiemöglichkeit 8 Euro.

(A) Alle Aussagen lassen sich ableiten.
(B) Die Aussagen II und III lassen sich ableiten.
(C) Nur die Aussage II lässt sich ableiten.
(D) Nur die Aussage I lässt sich ableiten.
(E) Nur die Aussage III lässt sich ableiten.

Umblättern und weiterarbeiten!

166. **129.** In einer Klinik, die sich auf die Behandlung von Infektionskrankheiten spezialisiert hat, wird rückblickend die Anzahl der zehn häufigsten Infektionskrankheiten über einen Zeitraum von einem Jahr analysiert. Der schwarze Balken gibt an, wie viele Patienten stationär, der weiße Balken, wie viele ambulant behandelt wurden.

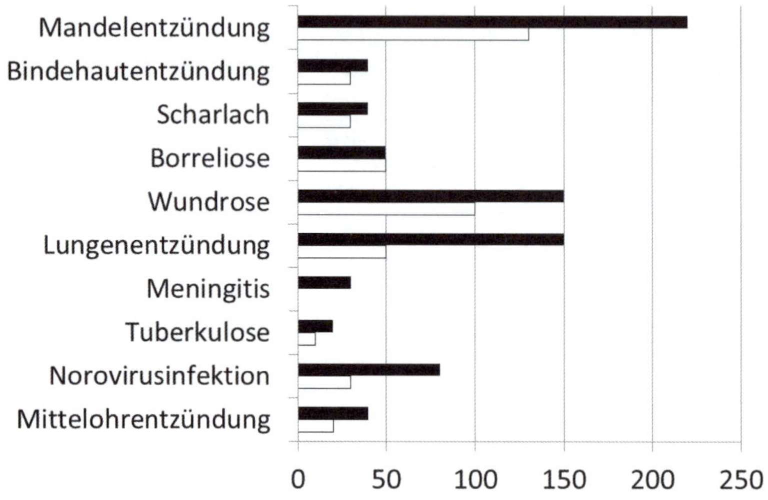

Welche Aussage lässt sich aus den gegebenen Informationen nicht ableiten?

(A) Zwei Drittel der aufgenommenen Patienten mit einer Lungenentzündung wurden stationär behandelt.

(B) In einem Jahr wurden etwa dreimal so viele Lungenentzündungen wie Borreliosen stationär behandelt.

(C) Der häufigste Grund für eine stationäre Behandlung war eine Mandelentzündung.

(D) Der Anteil der ambulant behandelten Fälle von Wundrose war 100 % höher als der von Borreliosen.

(E) Etwa 25 % der Patienten mit einer Norovirusinfektion wurden ambulant behandelt.

167. 130. In einer Praxis werden für Studienzwecke weit über 500 Grippepatienten auf ihre Symptome hin untersucht. Dazu kreuzt jeder untersuchte Patient aus einer Liste von möglichen Beschwerden nur diejenigen Symptome an, die er beklagt. Folgende Tabelle gibt Aufschluss über die bei der Anamnese aufgenommenen Symptome der Patienten.

SYMPTOME	RELATIVE HÄUFIGKEIT
Kopfschmerzen	78 %
Fieber	62 %
Schüttelfrost	37 %
Gliederschmerzen	21 %
Schlappheit	86 %
Übelkeit	35 %

Welche Aussage lässt sich aus den gegebenen Informationen <u>nicht</u> ableiten?

(A) Einige Patienten beklagen in jedem Fall sowohl Übelkeit als auch Fieber.
(B) Höchstens 62 % der Patienten klagen über Fieber und Kopfschmerzen.
(C) Mindestens 64 % der Patienten leiden an Kopfschmerzen und an Schlappheit.
(D) Höchstens 21 % der Patienten klagen über Gliederschmerzen, Schüttelfrost und Fieber.
(E) Zwischen 48 % und 62 % klagen über Fieber und Schlappheit.

Umblättern und weiterarbeiten!

168. **131.** Bei einer Erkrankung der Atemwege, die trotz maximaler medikamentöser Therapie in vielen Fällen tödlich verläuft, wird zwischen drei Entwicklungsstadien (I-III) unterschieden, wobei die Krankheit im Stadium I am wenigsten fortgeschritten und im Stadium III am weitesten fortgeschritten ist. Auf Basis einer Patientenstichprobe wird die Überlebensrate von Patienten der Behandlungsdauer gegenübergestellt. Hierfür wurden die Patienten zu Beobachtungsbeginn in drei Gruppen aufgeteilt, wobei ihre Gruppenzugehörigkeit dem Entwicklungsstadium ihrer Krankheit entsprach. Patienten, die zwei Jahre behandelt wurden, gelten als geheilt und besitzen im Anschluss eine normale Lebenserwartung.

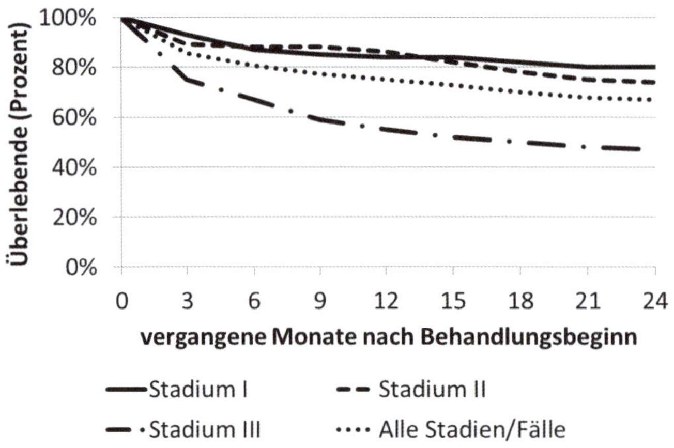

Welche Aussage lässt sich aus diesen Informationen nicht ableiten?

(A) In den ersten 6 Monaten war es mindestens doppelt so wahrscheinlich zu versterben wie in den darauffolgenden 6 Monaten.

(B) In den ersten 15 Monaten unterschied sich der prozentuale Anteil der überlebenden Patienten, die sich bei Behandlungsbeginn im Stadium I befanden, nur marginal vom prozentualen Anteil der Überlebenden, die sich in Stadium II befanden.

(C) Es sind während der Studie mehr Patienten in Stadium III verstorben, als in den Stadien I und II zusammen.

(D) Innerhalb der ersten neun Monate starben etwa 40 % der Patienten, die sich zu Behandlungsbeginn im Stadium III befanden.

(E) Die Heilungschance für Patienten, die sich zu Behandlungsbeginn in Stadium I befanden, ist höher als für Patienten, die sich zu Beginn in Stadium III befanden.

169. 132. Von einem bösartigen Primärtumor können sich einzelne Zellen lösen, über den Blutkreislauf in weit entfernt liegendes Gewebe gelangen und dort Metastasen bilden. Bei einer Gruppe von Frauen, bei denen Metastasen im Darm diagnostiziert wurden, konnte festgestellt werden, in welchem Körperteil oder Organ sich der verursachende Primärtumor befand. Das nachfolgende Diagramm gibt die Wahrscheinlichkeitsverteilung für die Lokalisation des Primärtumors (Eierstöcke, Bauchspeicheldrüse, Brust, Lunge) in Abhängigkeit des Alters der Patientin an.

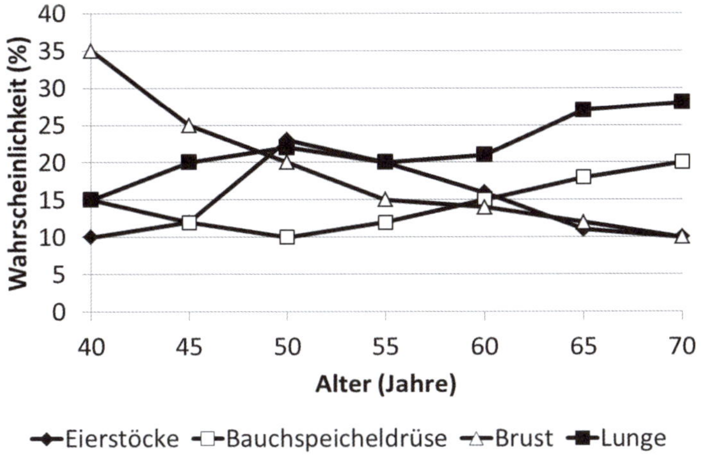

Welche Aussage lässt sich aus den gegebenen Informationen <u>nicht</u> ableiten?

(A) Bei den 40-jährigen Frauen wurde in drei Viertel der Fälle der Primärtumor in den Eierstöcken, der Bauchspeicheldrüse, der Brust oder der Lunge gefunden.

(B) Doppelt so viele 70-jährige wie 50-jährige Frauen hatten einen Primärtumor in der Bauchspeicheldrüse.

(C) Die Kurve für Primärtumoren in der Brust ist für die gezeigte Altersspanne streng monoton fallend.

(D) Die Wahrscheinlichkeit, dass sich bei einer 50-jährigen Frau mit Metastasen im Darm der Primärtumor in der Brust befand, war um 100 % höher als für einen Primärtumor in der Bauchspeicheldrüse.

(E) Bei den 40–70-jährigen Frauen war die Wahrscheinlichkeit, dass sich der Primärtumor in den Eierstöcken befand, im Alter von 50 Jahren am höchsten.

Umblättern und weiterarbeiten!

170. 133. Die nachfolgenden Kreisdiagramme geben den prozentualen Anteil der Todesursachen an den Gesamttodesfällen von Männern und Frauen im Jahr 2013 an.

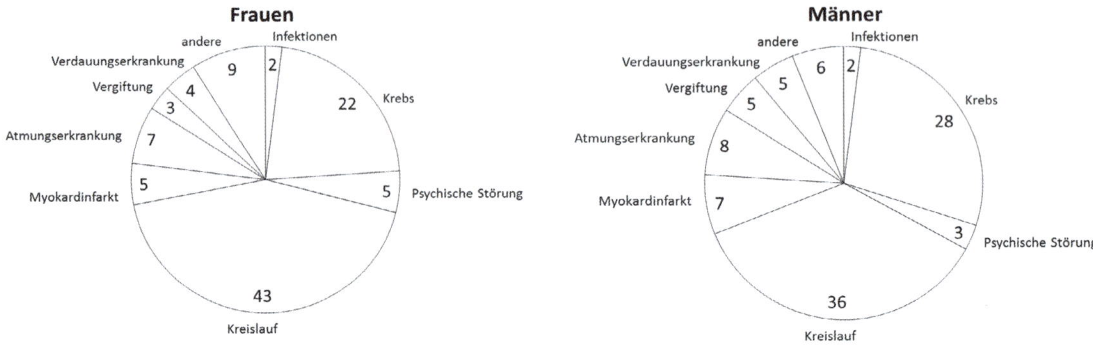

Welche Aussage ist aus den gegebenen Informationen ableitbar?

(A) Es verstarben mehr Männer als Frauen an einem Myokardinfarkt.
(B) Es erkrankten mehr Männer als Frauen an Krebs.
(C) Es starben gleich viele Männer und Frauen an Infektionen.
(D) Mehr als zwei Drittel der Frauen sind durch Kreislauferkrankungen oder Krebs gestorben.
(E) Jeder zwanzigste Mann starb an einer Vergiftung.

171. 134. Die Wirksamkeit verschiedener neuer Impfstoffe wird an Mäusen getestet. Ein Impfstoff wird als wirksam eingestuft, wenn er in mindestens 98,5 % der Fälle ein erfolgreiches Testergebnis erbringt (die Mäuse erkranken im Beobachtungszeitraum nicht) und in höchstens 0,25 % der Fälle gravierende Nebenwirkungen mit sich bringt.

ANZ. MÄUSE = 10 000	IMPFST. 1	IMPFST. 2	IMPFST. 3	IMPFST. 4	IMPFST. 5	IMPFST. 6
Gesund	9 823	9 912	9 128	8 912	9 952	9 991
Erkrankt	177	88	872	1 088	48	9
Nebenwirkungen	52	19	23	74	42	16

Welche Aussage ist aus den gegebenen Informationen ableitbar?

(A) Bei nur 23 von 872 erkrankten Mäusen traten Nebenwirkungen mit Impfstoff 3 auf.
(B) Bei Impfstoff 1 traten in mehr als 1 % der Fälle Nebenwirkungen auf.
(C) Die Impfstoffe 2, 3 und 6 werden als wirksam eingestuft.
(D) Impfstoff 5 schneidet besser ab als Impfstoff 2.
(E) Die Impfstoffe 1, 3, 4 und 5 werden als unwirksam eingestuft.

Umblättern und weiterarbeiten!

172. 135. Bei der Anamnese versucht der behandelnde Arzt aus den Patientenangaben eine Diagnose zu erstellen, auf der ein individueller Therapieplan aufbaut. Im Rahmen dieses Befundes kann es zu sogenannten Fehlern 1. Art und Fehlern 2. Art kommen. Bei Fehlern 1. Art wird die Krankheit eines Patienten nicht erkannt und fälschlicherweise als gesund eingestuft, bei Fehlern 2. Art wird bei einem eigentlich gesunden Patienten eine Krankheit diagnostiziert. Je nach Zeitaufwand, den der Arzt dem Patienten widmet, ist die Wahrscheinlichkeit von Fehlern 1. oder 2. Art verschieden.

BEHANDLUNGSZEIT	FEHLER 1. ART	FEHLER 2. ART
< 5 Minuten	0,07	0,35
10 Minuten	0,04	0,25
15 Minuten	0,035	0,22
> 20 Minuten	0,02	0,1

Welche Aussage lässt sich aus den gegebenen Informationen nicht ableiten?

(A) Je länger der Arzt sich mit einem Patient befasst, desto wahrscheinlicher ist es, dass er ihn als krank einstuft.

(B) Die Wahrscheinlichkeit für Fehler 2. Art ist bei gleicher Behandlungszeit in allen Fällen höher als die Wahrscheinlichkeit für Fehler 1. Art.

(C) Bei 93 % der Patienten, die tatsächlich krank sind, stuft der Arzt sie innerhalb von fünf Minuten richtig ein.

(D) Bei einer Behandlungszeit von zehn Minuten sind 14,5 % aller Diagnosen fehlerhaft.

(E) Bei einer Behandlungszeit von mehr als zwanzig Minuten wird immerhin noch jeder zehnte gesunde Patient als krank eingestuft.

173. 136. Das Bakterienwachstum von drei Bakterienarten wird im Brutschrank auf Agarplatten näher untersucht. Dazu bleiben die äußere Rahmenbedingungen wie Temperatur, Luftfeuchtigkeit und Sauerstoffsättigung über die Zeitdauer unverändert.

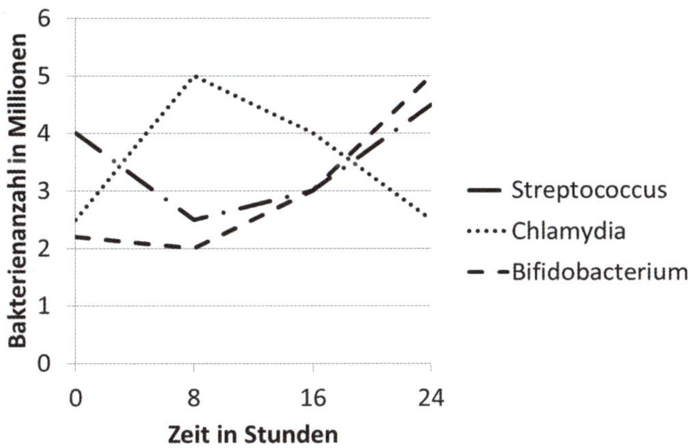

Welche Aussage bezüglich des Bakterienwachstums der verschiedenen Arten ist aus den gegebenen Informationen ableitbar?

(A) Die Chlamydien werden durch das Wachstum der anderen Bakterienarten verdrängt.
(B) Nach acht Stunden hat sich die Anzahl der Streptokokken um ca. 35 % verringert.
(C) Die Wachstumskurve der Streptokokken nimmt nach acht Stunden gegenüber Bifidobakterien um etwa 60 % zu.
(D) Nach acht Stunden hat sich die Anzahl der Chlamydien um 200 % gesteigert.
(E) Der Abfall der Streptokokkenkurve lässt sich durch den Sauerstoffmangel auf der Agarplatte erklären.

Umblättern und weiterarbeiten!

174. Die Blutgruppe eines Kindes gemäß des AB0-Systems hängt von den Blutgruppen der Eltern ab. Die nachfolgende Tabelle zeigt alle Möglichkeiten und deren Auftrittswahrscheinlichkeiten.

BLUTGRUPPE ELTERN	BLUTGRUPPE DES KINDES			
	A	B	AB	0
A UND A	93,75 %			6,25 %
A UND AB	50 %	12,5 %	37,5 %	
A UND B	18,75 %	18,75 %	56,25 %	6,25 %
A UND 0	75 %			25 %
B UND B		93,75 %		6,25 %
B UND AB	12,5 %	50 %	37,5 %	
B UND 0		75 %		25 %
AB UND AB	25 %	25 %	50 %	
AB UND 0	50 %	50 %		
0 UND 0				100 %

Welche der folgenden Aussagen ist/sind aus den gegebenen Informationen ableitbar?

I. Hat das Kind die Blutgruppe 0, dann muss ein Elternteil auch Blutgruppe 0 haben.
II. Es gibt gleich viele Kinder mit Blutgruppe A und Blutgruppe B.
III. Hat ein Elternteil die Blutgruppe AB, kann das Kind nicht Blutgruppe 0 haben.

(A) Keine der Aussagen lässt sich ableiten.
(B) Nur die Aussage I lässt sich ableiten.
(C) Nur die Aussage II lässt sich ableiten.
(D) Nur die Aussage III lässt sich ableiten.
(E) Die Aussagen II und III lassen sich ableiten.

175. **137.** Die Körpergröße deutscher Frauen ist näherungsweise normalverteilt mit dem Erwartungswert μ = 165 cm und der Standardabweichung σ = 4,5 cm, d. h. im Durchschnitt ist eine deutsche Frau 1,65 Meter groß und die Körpergrößen der einzelnen Frauen streuen mit σ um diesen Mittelwert. Das nachfolgende Diagramm veranschaulicht diesen Zusammenhang.

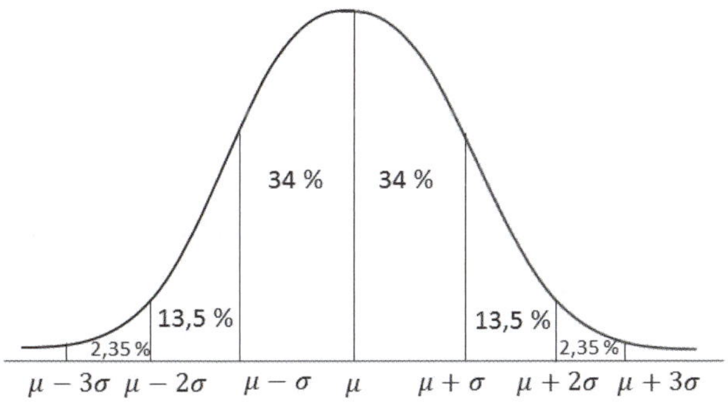

Welche Aussage lässt sich aus den gegebenen Informationen nicht ableiten?

(A) Die Körpergröße einer Frau liegt zu 95 % zwischen 1,56 m und 1,74 m.

(B) Weniger als 0,3 % der Frauen besitzen eine Körpergröße von 1,79 m oder mehr.

(C) 13,5 % der Frauen sind entweder zwischen 1,56 m und 1,60 m oder zwischen 1,69 m und 1,73 m groß.

(D) Eine Frau mit einer Körpergröße von 1,67 m gehört zu den 50 % überdurchschnittlich großer Frauen.

(E) Es sind mehr Frauen zwischen 1,60 m und 1,65 m groß als zwischen 1,50 m und 1,55 m.

Umblättern und weiterarbeiten!

176. In einer Zahnarztpraxis behandelt ein Zahnarzt bei seinen Patienten die Erkrankungen Karies, Parodontitis und Zahnstein. Im nachfolgenden Mengendiagramm sind die Mengen an Patienten dargestellt, die je ein, zwei oder drei der drei Erkrankungen aufwiesen. Darüber hinaus sind dem Zahnarzt die Anzahl der Fälle aus der Tabelle bekannt. Insgesamt behandelte er 150 Fälle mit Zahnsteinbeteiligung, 140 Fälle mit Kariesbeteiligung und 110 Fälle Parodontitisbeteiligung.

BESCHWERDEN	ANZAHL FÄLLE
Nur Zahnstein	60
Zahnstein und/oder Parodontitis	197
Nur Parodontitis	15

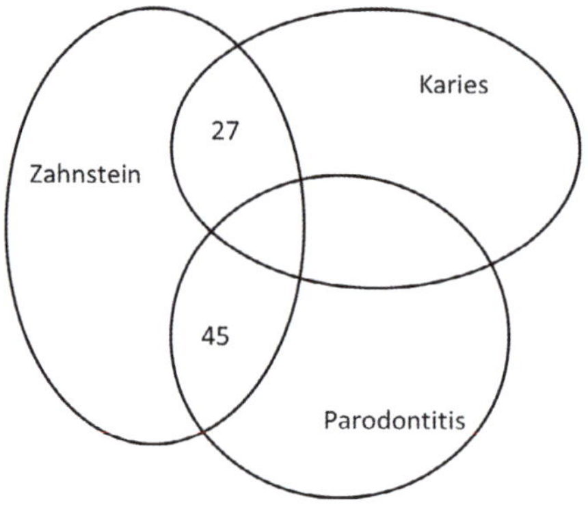

Welche Aussage lässt sich aus den gegebenen Informationen nicht ableiten?

(A) Von den Personen, die nur an einer Erkrankung leiden, haben die meisten Personen Zahnstein.
(B) Es haben mehr Menschen Karies und Parodontitis als Karies und Zahnstein.
(C) Insgesamt haben 18 Personen alle drei Erkrankungen.
(D) Zwischen fünf und sechs Prozent aller Patienten haben nur Parodontitis.
(E) Insgesamt hat der Zahnarzt 260 Patienten behandelt und 104 der Patienten weisen genau zwei der drei Krankheiten auf.

177. Jeder Mensch besitzt entweder die Blutgruppe A, B, 0 oder AB. Das nachfolgende Kreisdiagramm zeigt die Verteilung der Blutgruppen in der deutschen Bevölkerung. Neben dem AB0-System zur Unterscheidung der Blutgruppen gibt es mit dem Rhesussystem ein weiteres sehr wichtiges Blutgruppensystem. Erythrozyten Rhesus-positiver Personen tragen auf ihrer Oberfläche ein „D-Antigen". Rhesus-negative Menschen besitzen dieses Antigen hingegen nicht. In der Medizin wird einer Rhesus-positiven Blutgruppe ein „+" hintenangestellt, einer Rhesus-negativen Blutgruppe ein „–" (z. B. A+ oder AB–). Es ist bekannt, dass 85 % der Einwohner Deutschlands Rhesus-positiv sind, 15 % der Bevölkerung Rhesus-negativ. Es wird dabei angenommen, dass Rhesus-positive und -negative Personen innerhalb des AB0-Systems annähernd gleich verteilt sind.

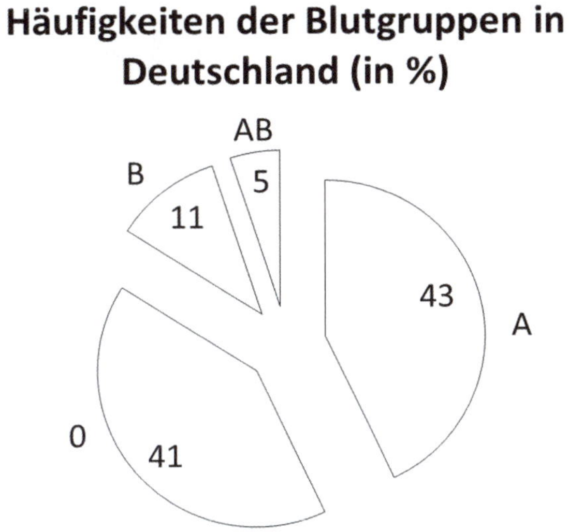

Welche Aussage(n) lässt/lassen sich aus den gegebenen Informationen ableiten, wenn zufällig ausgewählte Personen auf ihre Blutgruppen hin untersucht werden?

I. Die meisten Personen besitzen A+ und die wenigsten AB–.
II. Die Wahrscheinlichkeit für 0– ist größer als für B+.
III. Die Wahrscheinlichkeit für 0+ und A+ liegt zusammen bei über 70 %.

(A) Keine der Aussagen lässt sich ableiten.
(B) Alle Aussagen lassen sich ableiten.
(C) Die Aussagen I und II lassen sich ableiten.
(D) Die Aussagen I und III lassen sich ableiten.
(E) Die Aussagen II und III lassen sich ableiten.

Umblättern und weiterarbeiten!

178. **138.** Das nachfolgende Diagramm spiegelt die Ergebnisse einer unter Männern und Frauen durchgeführten Umfrage wider. Demnach sind die Freizeitbeschäftigungen, die Männer wählen, um fit zu bleiben, zwar ähnlich zu den Freizeitbeschäftigungen, die Frauen wählen, die prozentuale Verteilung unterscheidet sich zum Teil jedoch grundlegend. Jede befragte Frau und jeder befragte Mann hat in der Befragung nur eine Sportart angegeben.

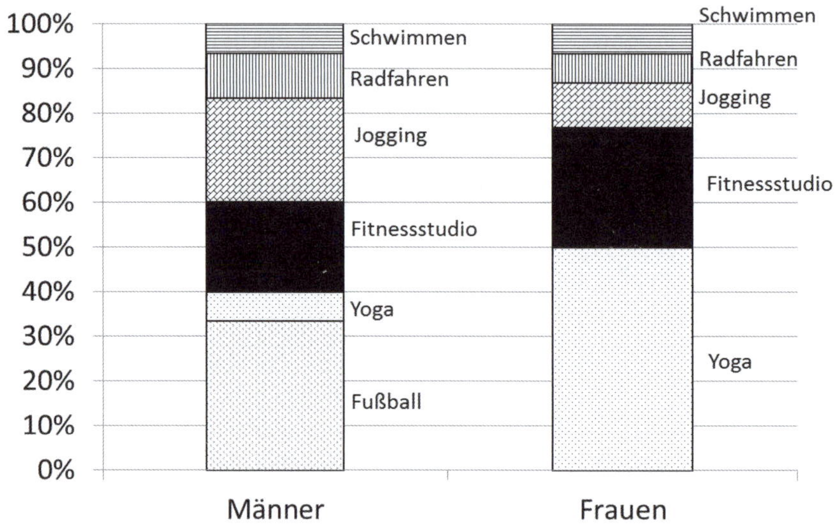

Welche Aussage ist vor diesem Hintergrund falsch?

(A) Mehr als jeder zweite Mann spielt entweder Fußball oder geht ins Fitnessstudio.
(B) Es machen mehr Frauen Yoga als Männer Yoga und Fußball zusammen.
(C) Schwimmen ist bei Männern und Frauen gleich beliebt.
(D) Bei Frauen findet Yoga mehr Anhänger als Schwimmen, Radfahren und Jogging zusammen.
(E) Jogging wurde von Männern, im Vergleich zu Frauen, tendenziell eher als Freizeitbeschäftigung angegeben.

179. 139. Die Minuten unmittelbar nach einem Lawinenunglück entscheiden darüber, ob eine verschüttete Person überlebt oder nicht. Das nachfolgende Diagramm stellt einen Zusammenhang zwischen der Zeit, die zwischen dem Unglück und der Rettung vergeht, und der Überlebenswahrscheinlichkeit her.

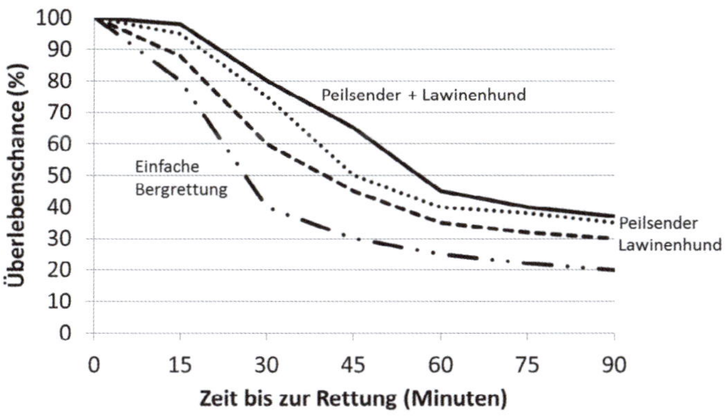

Welche Aussage(n) ist/sind aus den gegebenen Informationen ableitbar?

I. Es ist grundsätzlich ratsam Lawinenhunde für die Bergrettung einzusetzen.

II. Durch das zusätzliche Tragen eines Peilsenders kann die Wahrscheinlichkeit nach 45 Minuten unter Zuhilfenahme eines Lawinenhundes lebend geborgen um ca. 20 % erhöht werden.

III. Nach 90 Minuten ist die durchschnittliche Überlebenschance unter 40 %.

IV. In den ersten 30 Minuten nach dem Lawinenunglück sterben mindestens 20 % der Verunglückten.

(A) Die Aussagen I, III und IV lassen sich ableiten.
(B) Die Aussagen I und III lassen sich ableiten.
(C) Die Aussagen I, II und III lassen sich ableiten.
(D) Die Aussagen III und IV lassen sich ableiten.
(E) Alle Aussagen lassen sich ableiten.

Umblättern und weiterarbeiten!

180. **140.** Das nachfolgende Kreisdiagramm zeigt Symptome, die Grippepatienten aufweisen und deren Auftrittswahrscheinlichkeit. Die Tabelle darüber gibt die Statistik eines Allgemeinmediziners für das abgelaufene Kalenderjahr wieder. Dabei konnte ein Patient mehrere Symptome gleichzeitig aufweisen.

SYMPTOM	ANZAHL PATIENTEN
Fieber	186
Husten	60
Erschöpfung	151
Schüttelfrost	115
Übelkeit	76
Schnupfen	98

Symptome Grippepatienten

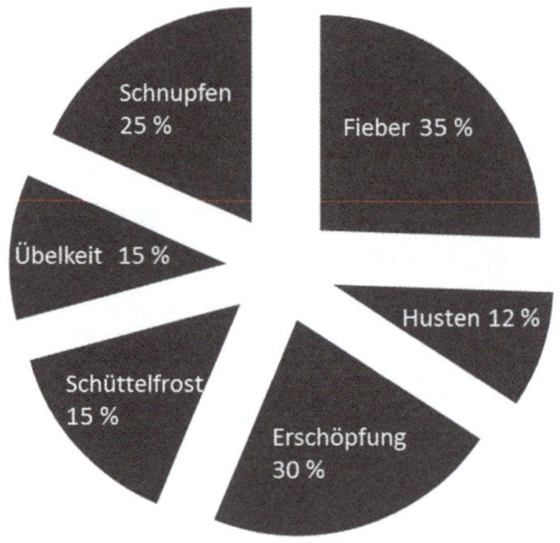

Welche Aussage lässt sich aus den gegebenen Informationen nicht ableiten?

(A) Sollte die Anzahl der behandelten Patienten mit dem Symptom Husten dem erwarteten prozentualer Symptomanteil entsprechen, hat der Allgemeinarzt genau 500 Patienten behandelt.

(B) Die Anzahl der durch den Allgemeinmediziner behandelten Patienten lag im vergangenen Kalenderjahr bei höchstens 686 Patienten.

(C) Der Allgemeinmediziner hat im vergangenen Kalenderjahr mindestens 186 Patienten behandelt.

(D) Höchstens 35 Patienten, die Fieber hatten, wiesen keine Erschöpfung auf.

(E) Die Gesamtzahl der Patienten, bei denen der Allgemeinmediziner im abgelaufenen Kalenderjahr Grippesymptome festgestellt hat, lässt sich nicht exakt rekonstruieren.

181. **141.** Die nachfolgende Tabelle enthält Nebenwirkungen, die bei der Einnahme von Medikamenten auftreten können. Für die Aufgabe sei angenommen, dass die Einnahme der aufgelisteten Medikamente keine anderen Nebenwirkungen hervorrufen können, als die angegebenen.

MEDIKAMENT	NEBENWIRKUNGEN
Kopfschmerztabletten	Übelkeit, Müdigkeit, Durchfall, Erbrechen, Herzrhythmusstörungen, Verstopfung, Blähungen
Antibabypille	Kopfschmerzen, Depressionen, Haarausfall, Gewichtszunahme, Müdigkeit, Übelkeit, Wassereinlagerungen, Thrombose, Krebs
Antibiotika	Übelkeit, Durchfall, Kopfschmerzen, Schwindel, Hautausschläge, Pilzinfektionen
Beruhigungstabletten	Kopfschmerzen, Schwindel, Durchfall, Verwirrtheit, Muskelerschlaffung, Sehstörungen, Sprechstörungen

Welche Aussage ist demzufolge richtig?

(A) Eine Patientin, die unter den Nebenwirkungen Übelkeit, Durchfall und Kopfschmerzen leidet, hat entweder die Antibabypille genommen oder Beruhigungstabletten.

(B) Eine Patientin, die Übelkeit und Müdigkeit beklagt, hat Kopfschmerztabletten eingenommen.

(C) Wer Antibiotika einnimmt, muss mit Pilzinfektionen, Schwindel und Muskelerschlaffung rechnen.

(D) Patienten, die an Übelkeit und Schwindel leiden, haben wahrscheinlich Antibiotika eingenommen.

(E) Ein Teil der Patienten, die über Herzrhythmusstörungen klagen, haben auch mit Verstopfungen zu kämpfen.

Umblättern und weiterarbeiten!

182. **142.** In einer Universitätsklinik wird jährlich eine Statistik erstellt, bei der die Zahl der an Krebs erkrankten Patienten der zugrundliegenden Krebsart zugeordnet wird, um damit die Veränderung des Werts zum Vorjahr zu bestimmen. Das nachfolgende Diagramm spiegelt die Änderungen des aktuellen Jahrs zum zurückliegenden Jahr wider. Jeder Patient wird dabei nur in einer Kategorie erfasst.

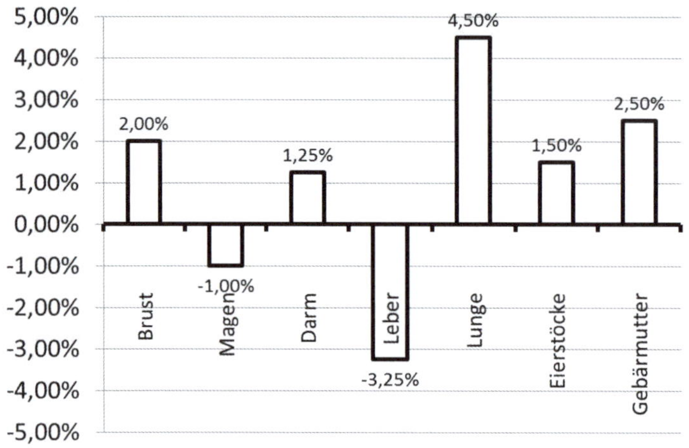

Welche der folgenden Aussagen lässt bzw. lassen sich aus den gegebenen Informationen ableiten?

I. Die Zahl der Brustkrebspatienten hat im Vergleich zum Vorjahr zugenommen.
II. Die Anzahl an Patienten mit Gebärmutterkrebs ist um 1,25 Prozent mehr angestiegen als die Anzahl an Patienten mit Darmkrebs.
III. Im vergangen Jahr hatten die meisten Krebspatienten Lungenkrebs.
IV. Die wenigsten Patienten hatten Leberkrebs.

(A) Die Aussagen I und II lassen sich ableiten.
(B) Die Aussagen II und IV lassen sich ableiten.
(C) Die Aussagen I, III und IV lassen sich ableiten.
(D) Nur die Aussage I lässt sich ableiten.
(E) Keine der Aussagen lässt sich ableiten.

183. 143. In zwei unabhängigen, bei Absolventen des Medizinstudiums durchgeführten Studien zwischen denen etwa fünf Jahre lagen, wurden Studenten zu ausschlaggebenden Faktoren für ein erfolgreiches Absolvieren des Studiums befragt. Jede Ecke des Netzdiagramms gibt dabei den prozentualen Anteil der ehemaligen Studenten der jeweiligen Studie an, die der Meinung sind, dass die betrachtete Eigenschaft unerlässlich für ein erfolgreiches Absolvieren des Medizinstudiums sei.

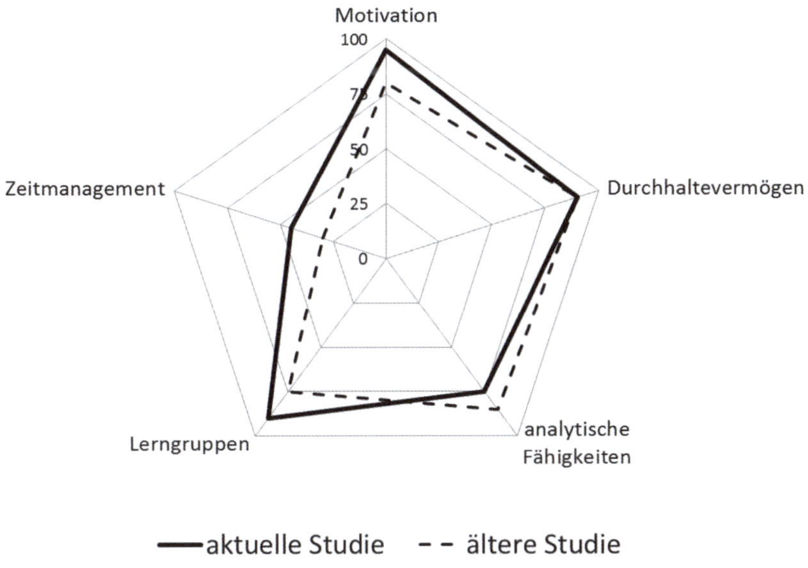

Welche Aussage lässt sich aus den gegebenen Informationen nicht ableiten?

(A) Nach Meinung der Absolventen ist das Lernen in Lerngruppen in den letzten Jahren tendenziell wichtiger geworden.
(B) In der älteren Studie stimmten, im Vergleich zur aktuellen Studie, mehr Absolventen zu, dass analytische Fähigkeiten unerlässlich sind.
(C) Gutes Zeitmanagement spielt in beiden Studien eine eher untergeordnete Rolle.
(D) In der aktuellen Studie hat der Großteil der Befragten abgestimmt, dass Motivation unerlässlich für ein erfolgreiches Studium ist.
(E) Durchhaltevermögen wird in beiden Studien als wichtig angesehen.

Umblättern und weiterarbeiten!

184. 144. Nach einem Schlaganfall müssen Betroffene langsam wieder ins Leben zurückfinden. Häufig fallen ihnen einfache Handgriffe, wie das Halten eines Wasserglases oder Suppenlöffels schwer, sodass sie den Alltag nicht mehr selbstständig bestreiten können. Viele sind deshalb sogar auf fremde Hilfe angewiesen. Ein Zentrum, das Schlaganfallpatienten betreut, hält Fortschritte, die die Betroffenen im zeitlichen Verlauf machen, fest. Das erste Diagramm zeigt den durchschnittlichen Fortschritt, wenn die Patienten durch Ergotherapie, Logopädie und Physiotherapie betreut werden. Das zweite Diagramm zeigt die durchschnittlichen Fortschritte, die Schlaganfallpatienten ohne Unterstützung machen.

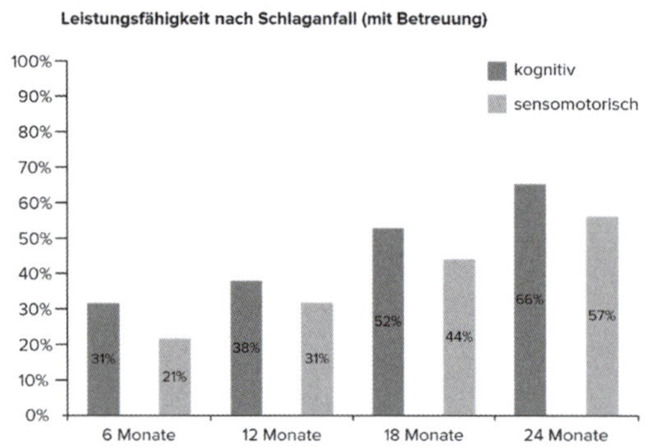

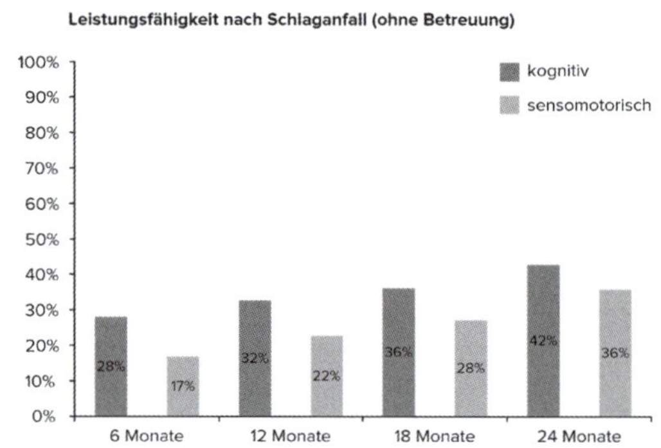

Welche Aussage lässt sich aus den gegebenen Informationen nicht ableiten?

(A) Der relative Fortschritt, den betreute Schlaganfallpatienten zwischen dem 12. und dem 18. Monat machen, ist kognitiv größer als sensomotorisch.

(B) Die Leistungsfähigkeit kehrt schneller zurück, wenn betreuende Maßnahmen erfolgen.

(C) Bereits nach 18 Monaten ist die kognitive Leistungsfähigkeit wieder bei über 50 Prozent, sofern während dieser Zeit eine Betreuung stattfand.

(D) Selbst nach 24 Monaten haben Patienten, die nicht betreut wurden, kognitive und sensomotorische Leistungsfähigkeiten, die jeweils unter 50 % liegen.

(E) Durch Betreuung von Schlaganfallpatienten sind die Heilungschancen höher, es macht also grundsätzlich Sinn, betroffene Personen zu betreuen.

VORSICHT

Du hast es geschafft, herzlichen Glückwunsch! Du hast eine komplette TMS Simulation absolviert. Bei der EMS Simulation muss noch der folgende Untertest Konzentriertes und sorgfältiges Arbeiten bearbeitet werden.

Noch nicht genug trainiert? Dann nimm an unseren TMS Probetests teil!

5 EMS KONZENTRIERTES UND SORGFÄLTIGES ARBEITEN

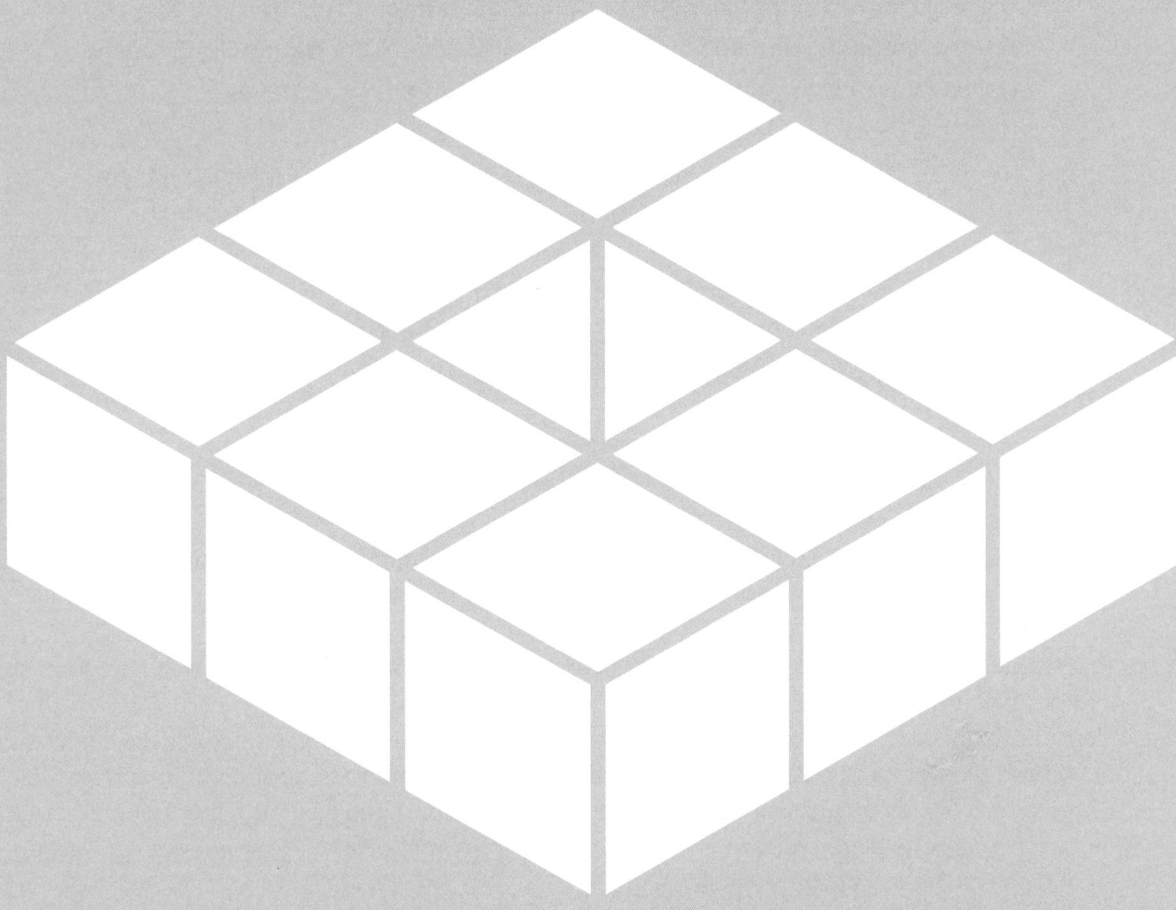

EMS KONZENTRIERTES UND SORGFÄLTIGES ARBEITEN

Dieser Untertest findet seit 2022 nur im EMS statt und stellt fest, ob Sie schnell, sorgfältig und konzentriert arbeiten können. Zur Bearbeitung dieses Untertests stehen Ihnen **8 Minuten** zur Verfügung.

Der Konzentrationstest ist aus insgesamt **1600 Zeichen** aufgebaut, d. h. aus 40 Zeilen á 40 Zeichen. Ihre Aufgabe ist es, zeilenweise (von links nach rechts) jeden Kreis zu markieren, der vier schwarze Punkte aufweist. Sie dürfen keinen Kreis markieren, in dem sich mehr oder weniger als vier schwarze Punkte befinden. Beides wäre ein Fehler. Das folgende Beispiel zeigt, wie der Test richtig zu bearbeiten ist:

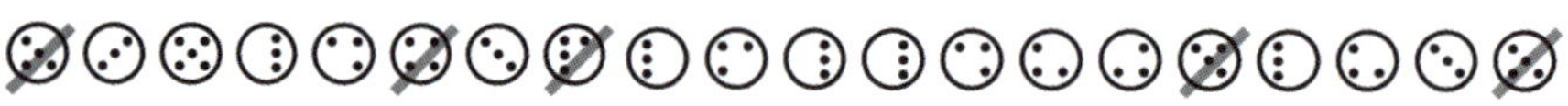

Bei jedem Zeichen können Sie selbst auswählen, ob Sie dieses von links unten nach rechts oben beziehungsweise von links oben nach rechts unten anstreichen.

Vermutlich werden Sie den Test nicht bis zur letzten Zeile bearbeiten können, da die Anzahl der Zeichen sehr reichlich bemessen ist.

Achten Sie darauf, die Zeichen deutlich zu markieren, malen Sie aber nicht in andere Zeilen oder Zeichen hinein. Denken Sie daran, dass Sie hier durch zu schwache, zu kurze oder sonstige falsche Markierungen Punkte einbüßen können! Korrekturen jedweder Art werden in diesem Untertest nicht berücksichtigt!

Sie sollten die Bearbeitung in der ersten Zeile links beginnen und von links nach rechts die gesuchten Zeichen ankreuzen. Sobald Sie mit einer Zeile fertig sind, beginnen Sie sofort die nächste darunter liegende Zeile zu bearbeiten. Nach acht Minuten wird das Zeichen „Stifte weg" gegeben. Damit endet die Bearbeitungszeit.

Achten Sie darauf, dass Sie keine Zeile überspringen! Überlesene Zeichen vor dem letzten markierten Zeichen werden als Fehler ausgewertet. Die Anzahl der fälschlich markierten und der fälschlich nicht markierten Zeichen im bearbeiteten Teil wird von der Gesamtzahl der richtig markierten Zeichen abgezogen. Arbeiten Sie so schnell, aber auch so sorgfältig wie möglich.

Nicht umblättern! Weitere Bearbeitung
erst nach Zeichen der Testleitung.

STOP!

Name: ______________________ Vorname: ______________________

Eignungstest für das Medizinstudium

Konzentriertes und sorgfältiges Arbeiten

Aufgabenstellung:

Kreise mit 4 Augen - Test 1

Markiere jeden Kreis, der 4 Augen aufweist.

Bsp.:

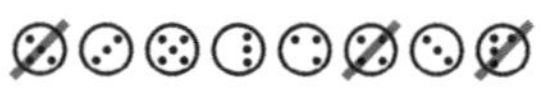

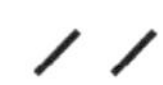

Bitte nur so markieren

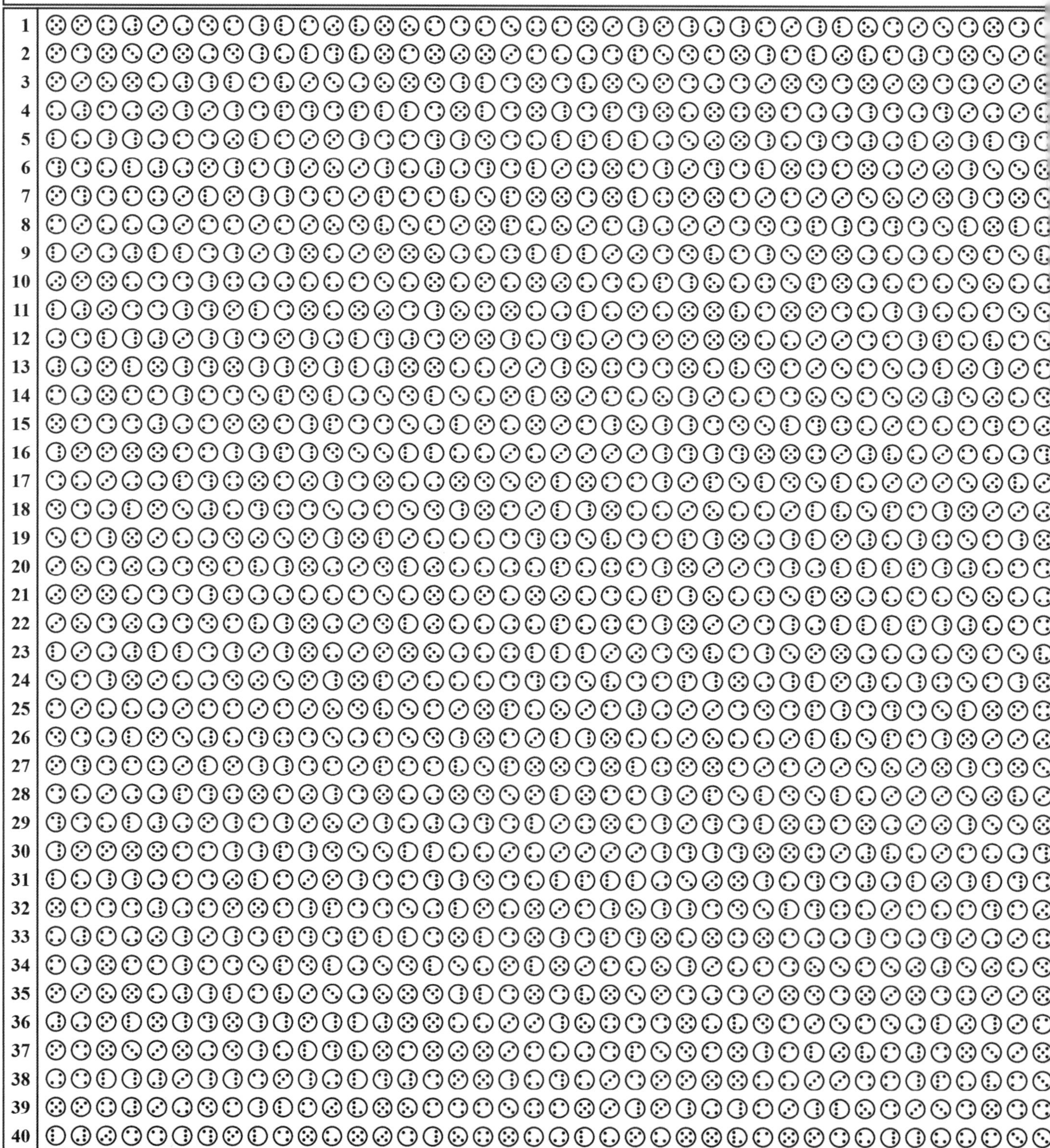

6

LÖSUNGEN

1. TMS – ANTWORTBOGEN

TMS Antwortbogen zum Ausdrucken

MUSTER ZUORDNEN

TMS	(A)	(B)	(C)	(D)	(E)
1	☐	☐	☐	☐	☐
2	☐	☐	☐	☐	☐
3	☐	☐	☐	☐	☐
4	☐	☐	☐	☐	☐
5	☐	☐	☐	☐	☐
6	☐	☐	☐	☐	☐
7	☐	☐	☐	☐	☐
8	☐	☐	☐	☐	☐
9	☐	☐	☐	☐	☐
10	☐	☐	☐	☐	☐
11	☐	☐	☐	☐	☐
12	☐	☐	☐	☐	☐
13	☐	☐	☐	☐	☐
14	☐	☐	☐	☐	☐
15	☐	☐	☐	☐	☐
16	☐	☐	☐	☐	☐
17	☐	☐	☐	☐	☐
18	☐	☐	☐	☐	☐
19	☐	☐	☐	☐	☐
20	☐	☐	☐	☐	☐
21	☐	☐	☐	☐	☐
22	☐	☐	☐	☐	☐
23	☐	☐	☐	☐	☐
24	☐	☐	☐	☐	☐

SCHLAUCHFIGUREN

TMS	(A)	(B)	(C)	(D)	(E)
49	☐	☐	☐	☐	☐
50	☐	☐	☐	☐	☐
51	☐	☐	☐	☐	☐
52	☐	☐	☐	☐	☐
53	☐	☐	☐	☐	☐
54	☐	☐	☐	☐	☐
55	☐	☐	☐	☐	☐
56	☐	☐	☐	☐	☐
57	☐	☐	☐	☐	☐
58	☐	☐	☐	☐	☐
59	☐	☐	☐	☐	☐
60	☐	☐	☐	☐	☐
61	☐	☐	☐	☐	☐
62	☐	☐	☐	☐	☐
63	☐	☐	☐	☐	☐
64	☐	☐	☐	☐	☐
65	☐	☐	☐	☐	☐
66	☐	☐	☐	☐	☐
67	☐	☐	☐	☐	☐
68	☐	☐	☐	☐	☐
69	☐	☐	☐	☐	☐
70	☐	☐	☐	☐	☐
71	☐	☐	☐	☐	☐
72	☐	☐	☐	☐	☐

TEXTVERSTÄNDNIS

TMS	(A)	(B)	(C)	(D)	(E)
97	☐	☐	☐	☐	☐
98	☐	☐	☐	☐	☐
99	☐	☐	☐	☐	☐
100	☐	☐	☐	☐	☐
101	☐	☐	☐	☐	☐
102	☐	☐	☐	☐	☐
103	☐	☐	☐	☐	☐
104	☐	☐	☐	☐	☐
105	☐	☐	☐	☐	☐
106	☐	☐	☐	☐	☐
107	☐	☐	☐	☐	☐
108	☐	☐	☐	☐	☐
109	☐	☐	☐	☐	☐
110	☐	☐	☐	☐	☐
111	☐	☐	☐	☐	☐
112	☐	☐	☐	☐	☐
113	☐	☐	☐	☐	☐
114	☐	☐	☐	☐	☐
115	☐	☐	☐	☐	☐
116	☐	☐	☐	☐	☐
117	☐	☐	☐	☐	☐
118	☐	☐	☐	☐	☐
119	☐	☐	☐	☐	☐
120	☐	☐	☐	☐	☐

FAKTEN LERNEN

TMS	(A)	(B)	(C)	(D)	(E)
141	☐	☐	☐	☐	☐
142	☐	☐	☐	☐	☐
143	☐	☐	☐	☐	☐
144	☐	☐	☐	☐	☐
145	☐	☐	☐	☐	☐
146	☐	☐	☐	☐	☐
147	☐	☐	☐	☐	☐
148	☐	☐	☐	☐	☐
149	☐	☐	☐	☐	☐
150	☐	☐	☐	☐	☐
151	☐	☐	☐	☐	☐
152	☐	☐	☐	☐	☐
153	☐	☐	☐	☐	☐
154	☐	☐	☐	☐	☐
155	☐	☐	☐	☐	☐
156	☐	☐	☐	☐	☐
157	☐	☐	☐	☐	☐
158	☐	☐	☐	☐	☐
159	☐	☐	☐	☐	☐
160	☐	☐	☐	☐	☐

DIAGRAMME UND TABELLEN

TMS	(A)	(B)	(C)	(D)	(E)
161	☐	☐	☐	☐	☐
162	☐	☐	☐	☐	☐
163	☐	☐	☐	☐	☐
164	☐	☐	☐	☐	☐
165	☐	☐	☐	☐	☐
166	☐	☐	☐	☐	☐
167	☐	☐	☐	☐	☐
168	☐	☐	☐	☐	☐
169	☐	☐	☐	☐	☐
170	☐	☐	☐	☐	☐
171	☐	☐	☐	☐	☐
172	☐	☐	☐	☐	☐
173	☐	☐	☐	☐	☐
174	☐	☐	☐	☐	☐
175	☐	☐	☐	☐	☐
176	☐	☐	☐	☐	☐
177	☐	☐	☐	☐	☐
178	☐	☐	☐	☐	☐
179	☐	☐	☐	☐	☐
180	☐	☐	☐	☐	☐
181	☐	☐	☐	☐	☐
182	☐	☐	☐	☐	☐
183	☐	☐	☐	☐	☐
184	☐	☐	☐	☐	☐

MED.-NAT. GRUNDVERSTÄNDNIS

TMS	(A)	(B)	(C)	(D)	(E)
25	☐	☐	☐	☐	☐
26	☐	☐	☐	☐	☐
27	☐	☐	☐	☐	☐
28	☐	☐	☐	☐	☐
29	☐	☐	☐	☐	☐
30	☐	☐	☐	☐	☐
31	☐	☐	☐	☐	☐
32	☐	☐	☐	☐	☐
33	☐	☐	☐	☐	☐
34	☐	☐	☐	☐	☐
35	☐	☐	☐	☐	☐
36	☐	☐	☐	☐	☐
37	☐	☐	☐	☐	☐
38	☐	☐	☐	☐	☐
39	☐	☐	☐	☐	☐
40	☐	☐	☐	☐	☐
41	☐	☐	☐	☐	☐
42	☐	☐	☐	☐	☐
43	☐	☐	☐	☐	☐
44	☐	☐	☐	☐	☐
45	☐	☐	☐	☐	☐
46	☐	☐	☐	☐	☐
47	☐	☐	☐	☐	☐
48	☐	☐	☐	☐	☐

QUANT. UND FORM. PROBLEME

TMS	(A)	(B)	(C)	(D)	(E)
73	☐	☐	☐	☐	☐
74	☐	☐	☐	☐	☐
75	☐	☐	☐	☐	☐
76	☐	☐	☐	☐	☐
77	☐	☐	☐	☐	☐
78	☐	☐	☐	☐	☐
79	☐	☐	☐	☐	☐
80	☐	☐	☐	☐	☐
81	☐	☐	☐	☐	☐
82	☐	☐	☐	☐	☐
83	☐	☐	☐	☐	☐
84	☐	☐	☐	☐	☐
85	☐	☐	☐	☐	☐
86	☐	☐	☐	☐	☐
87	☐	☐	☐	☐	☐
88	☐	☐	☐	☐	☐
89	☐	☐	☐	☐	☐
90	☐	☐	☐	☐	☐
91	☐	☐	☐	☐	☐
92	☐	☐	☐	☐	☐
93	☐	☐	☐	☐	☐
94	☐	☐	☐	☐	☐
95	☐	☐	☐	☐	☐
96	☐	☐	☐	☐	☐

FIGUREN LERNEN

TMS	(A)	(B)	(C)	(D)	(E)
121	☐	☐	☐	☐	☐
122	☐	☐	☐	☐	☐
123	☐	☐	☐	☐	☐
124	☐	☐	☐	☐	☐
125	☐	☐	☐	☐	☐
126	☐	☐	☐	☐	☐
127	☐	☐	☐	☐	☐
128	☐	☐	☐	☐	☐
129	☐	☐	☐	☐	☐
130	☐	☐	☐	☐	☐
131	☐	☐	☐	☐	☐
132	☐	☐	☐	☐	☐
133	☐	☐	☐	☐	☐
134	☐	☐	☐	☐	☐
135	☐	☐	☐	☐	☐
136	☐	☐	☐	☐	☐
137	☐	☐	☐	☐	☐
138	☐	☐	☐	☐	☐
139	☐	☐	☐	☐	☐
140	☐	☐	☐	☐	☐

2. EMS – ANTWORTBOGEN

EMS Antwortbogen zum Ausdrucken

MUSTER ZUORDNEN

EMS	(A)	(B)	(C)	(D)	(E)
1	☐	☐	☐	☐	☐
2	☐	☐	☐	☐	☐
3	☐	☐	☐	☐	☐
4	☐	☐	☐	☐	☐
5	☐	☐	☐	☐	☐
6	☐	☐	☐	☐	☐
7	☐	☐	☐	☐	☐
8	☐	☐	☐	☐	☐
9	☐	☐	☐	☐	☐
10	☐	☐	☐	☐	☐
11	☐	☐	☐	☐	☐
12	☐	☐	☐	☐	☐
13	☐	☐	☐	☐	☐
14	☐	☐	☐	☐	☐
15	☐	☐	☐	☐	☐
16	☐	☐	☐	☐	☐
17	☐	☐	☐	☐	☐
18	☐	☐	☐	☐	☐

SCHLAUCHFIGUREN

EMS	(A)	(B)	(C)	(D)	(E)
37	☐	☐	☐	☐	☐
38	☐	☐	☐	☐	☐
39	☐	☐	☐	☐	☐
40	☐	☐	☐	☐	☐
41	☐	☐	☐	☐	☐
42	☐	☐	☐	☐	☐
43	☐	☐	☐	☐	☐
44	☐	☐	☐	☐	☐
45	☐	☐	☐	☐	☐
46	☐	☐	☐	☐	☐
47	☐	☐	☐	☐	☐
48	☐	☐	☐	☐	☐
49	☐	☐	☐	☐	☐
50	☐	☐	☐	☐	☐
51	☐	☐	☐	☐	☐
52	☐	☐	☐	☐	☐
53	☐	☐	☐	☐	☐
54	☐	☐	☐	☐	☐

TEXTVERSTÄNDNIS

EMS	(A)	(B)	(C)	(D)	(E)
73	☐	☐	☐	☐	☐
74	☐	☐	☐	☐	☐
75	☐	☐	☐	☐	☐
76	☐	☐	☐	☐	☐
77	☐	☐	☐	☐	☐
78	☐	☐	☐	☐	☐
79	☐	☐	☐	☐	☐
80	☐	☐	☐	☐	☐
81	☐	☐	☐	☐	☐
82	☐	☐	☐	☐	☐
83	☐	☐	☐	☐	☐
84	☐	☐	☐	☐	☐
85	☐	☐	☐	☐	☐
86	☐	☐	☐	☐	☐
87	☐	☐	☐	☐	☐
88	☐	☐	☐	☐	☐
89	☐	☐	☐	☐	☐
90	☐	☐	☐	☐	☐

FAKTEN LERNEN

EMS	(A)	(B)	(C)	(D)	(E)
109	☐	☐	☐	☐	☐
110	☐	☐	☐	☐	☐
111	☐	☐	☐	☐	☐
112	☐	☐	☐	☐	☐
113	☐	☐	☐	☐	☐
114	☐	☐	☐	☐	☐
115	☐	☐	☐	☐	☐
116	☐	☐	☐	☐	☐
117	☐	☐	☐	☐	☐
118	☐	☐	☐	☐	☐
119	☐	☐	☐	☐	☐
120	☐	☐	☐	☐	☐
121	☐	☐	☐	☐	☐
122	☐	☐	☐	☐	☐
123	☐	☐	☐	☐	☐
124	☐	☐	☐	☐	☐
125	☐	☐	☐	☐	☐
126	☐	☐	☐	☐	☐

MED.-NAT. GRUNDVERSTÄNDNIS

EMS	(A)	(B)	(C)	(D)	(E)
19	☐	☐	☐	☐	☐
20	☐	☐	☐	☐	☐
21	☐	☐	☐	☐	☐
22	☐	☐	☐	☐	☐
23	☐	☐	☐	☐	☐
24	☐	☐	☐	☐	☐
25	☐	☐	☐	☐	☐
26	☐	☐	☐	☐	☐
27	☐	☐	☐	☐	☐
28	☐	☐	☐	☐	☐
29	☐	☐	☐	☐	☐
30	☐	☐	☐	☐	☐
31	☐	☐	☐	☐	☐
32	☐	☐	☐	☐	☐
33	☐	☐	☐	☐	☐
34	☐	☐	☐	☐	☐
35	☐	☐	☐	☐	☐
36	☐	☐	☐	☐	☐

QUANT. UND FORM. PROBLEME

EMS	(A)	(B)	(C)	(D)	(E)
55	☐	☐	☐	☐	☐
56	☐	☐	☐	☐	☐
57	☐	☐	☐	☐	☐
58	☐	☐	☐	☐	☐
59	☐	☐	☐	☐	☐
60	☐	☐	☐	☐	☐
61	☐	☐	☐	☐	☐
62	☐	☐	☐	☐	☐
63	☐	☐	☐	☐	☐
64	☐	☐	☐	☐	☐
65	☐	☐	☐	☐	☐
66	☐	☐	☐	☐	☐
67	☐	☐	☐	☐	☐
68	☐	☐	☐	☐	☐
69	☐	☐	☐	☐	☐
70	☐	☐	☐	☐	☐
71	☐	☐	☐	☐	☐
72	☐	☐	☐	☐	☐

FIGUREN LERNEN

EMS	(A)	(B)	(C)	(D)	(E)
91	☐	☐	☐	☐	☐
92	☐	☐	☐	☐	☐
93	☐	☐	☐	☐	☐
94	☐	☐	☐	☐	☐
95	☐	☐	☐	☐	☐
96	☐	☐	☐	☐	☐
97	☐	☐	☐	☐	☐
98	☐	☐	☐	☐	☐
99	☐	☐	☐	☐	☐
100	☐	☐	☐	☐	☐
101	☐	☐	☐	☐	☐
102	☐	☐	☐	☐	☐
103	☐	☐	☐	☐	☐
104	☐	☐	☐	☐	☐
105	☐	☐	☐	☐	☐
106	☐	☐	☐	☐	☐
107	☐	☐	☐	☐	☐
108	☐	☐	☐	☐	☐

DIAGRAMME UND TABELLEN

EMS	(A)	(B)	(C)	(D)	(E)
127	☐	☐	☐	☐	☐
128	☐	☐	☐	☐	☐
129	☐	☐	☐	☐	☐
130	☐	☐	☐	☐	☐
131	☐	☐	☐	☐	☐
132	☐	☐	☐	☐	☐
133	☐	☐	☐	☐	☐
134	☐	☐	☐	☐	☐
135	☐	☐	☐	☐	☐
136	☐	☐	☐	☐	☐
137	☐	☐	☐	☐	☐
138	☐	☐	☐	☐	☐
139	☐	☐	☐	☐	☐
140	☐	☐	☐	☐	☐
141	☐	☐	☐	☐	☐
142	☐	☐	☐	☐	☐
143	☐	☐	☐	☐	☐
144	☐	☐	☐	☐	☐

3. TMS – LÖSUNGEN

Hier findest Du die aktuellen Musterlösungen für die TMS Simulation

MUSTER ZUORDNEN

TMS	(A)	(B)	(C)	(D)	(E)
1	□	□	□	■	□
2	□	■	□	□	□
3	■	□	□	□	□
4	■	□	□	□	□
5	□	□	■	□	□
6	□	□	□	□	■
7	□	□	■	□	□
8	■	□	□	□	□
9	□	□	□	□	■
10	□	□	■	□	□
11	□	□	□	□	■
12	□	■	□	□	□
13	□	■	□	□	□
14	□	□	□	■	□
15	□	□	□	□	■
16	□	□	■	□	□
17	□	■	□	□	□
18	□	□	■	□	□
19	■	□	□	□	□
20	■	□	□	□	□
21	■	□	□	□	□
22	□	□	■	□	□
23	□	■	□	□	□
24	□	■	□	□	□

SCHLAUCHFIGUREN

TMS	(A)	(B)	(C)	(D)	(E)
49	□	□	□	□	■
50	□	□	□	■	□
51	□	□	□	■	□
52	□	□	■	□	□
53	□	□	■	□	□
54	□	□	□	□	■
55	■	□	□	□	□
56	□	□	□	■	□
57	□	□	□	□	■
58	□	■	□	□	□
59	□	□	□	□	■
60	□	□	□	■	□
61	□	□	■	□	□
62	□	□	■	□	□
63	□	■	□	□	□
64	■	□	□	□	□
65	■	□	□	□	□
66	□	□	■	□	□
67	□	□	□	■	□
68	□	□	■	□	□
69	□	□	■	□	□
70	□	□	□	□	■
71	□	□	□	■	□
72	□	□	□	■	□

TEXTVERSTÄNDNIS

TMS	(A)	(B)	(C)	(D)	(E)
97	□	□	■	□	□
98	□	■	□	□	□
99	□	□	□	■	□
100	□	□	□	□	■
101	■	□	□	□	□
102	□	■	□	□	□
103	□	□	□	□	■
104	□	■	□	□	□
105	□	□	■	□	□
106	□	□	□	■	□
107	□	□	■	□	□
108	□	■	□	□	□
109	■	□	□	□	□
110	□	□	■	□	□
111	□	■	□	□	□
112	□	□	□	■	□
113	□	□	■	□	□
114	■	□	□	□	□
115	□	□	□	□	■
116	□	□	■	□	□
117	□	□	□	■	□
118	□	□	□	□	■
119	□	■	□	□	□
120	□	□	□	□	■

FAKTEN LERNEN

TMS	(A)	(B)	(C)	(D)	(E)
141	□	□	■	□	□
142	□	■	□	□	□
143	□	□	□	□	■
144	□	□	■	□	□
145	□	■	□	□	□
146	■	□	□	□	□
147	□	■	□	□	□
148	■	□	□	□	□
149	□	□	□	■	□
150	□	■	□	□	□
151	□	□	■	□	□
152	□	□	□	■	□
153	□	■	□	□	□
154	■	□	□	□	□
155	□	□	□	■	□
156	■	□	□	□	□
157	□	■	□	□	□
158	□	□	■	□	□
159	□	□	□	□	■
160	□	■	□	□	□

DIAGRAMME UND TABELLEN

TMS	(A)	(B)	(C)	(D)	(E)
161	□	□	□	□	■
162	□	□	□	■	□
163	□	□	□	■	□
164	□	■	□	□	□
165	□	■	□	□	□
166	■	□	□	□	□
167	■	□	□	□	□
168	□	□	■	□	□
169	□	■	□	□	□
170	□	□	□	□	■
171	□	□	□	□	■
172	□	□	□	■	□
173	□	■	□	□	□
174	□	□	□	■	□
175	□	□	■	□	□
176	■	□	□	□	□
177	□	□	□	■	□
178	□	■	□	□	□
179	■	□	□	□	□
180	□	□	□	■	□
181	□	□	□	■	□
182	□	□	□	■	□
183	□	■	□	□	□
184	■	□	□	□	□

MED.-NAT. GRUNDVERSTÄNDNIS

TMS	(A)	(B)	(C)	(D)	(E)
25	□	□	■	□	□
26	□	□	■	□	□
27	□	□	□	■	□
28	□	□	■	□	□
29	□	□	□	■	□
30	□	■	□	□	□
31	□	□	□	■	□
32	□	□	□	■	□
33	□	□	■	□	□
34	□	■	□	□	□
35	□	□	□	□	■
36	□	□	■	□	□
37	□	■	□	□	□
38	□	□	□	□	■
39	□	□	□	■	□
40	□	□	■	□	□
41	□	□	■	□	□
42	■	□	□	□	□
43	□	□	■	□	□
44	■	□	□	□	□
45	□	■	□	□	□
46	□	□	□	■	□
47	■	□	□	□	□
48	□	■	□	□	□

QUANT. UND FORM. PROBLEME

TMS	(A)	(B)	(C)	(D)	(E)
73	□	□	□	■	□
74	□	□	■	□	□
75	□	□	□	□	■
76	□	□	□	□	■
77	■	□	□	□	□
78	□	□	■	□	□
79	□	□	■	□	□
80	□	□	■	□	□
81	□	□	■	□	□
82	□	□	□	■	□
83	□	■	□	□	□
84	□	■	□	□	□
85	□	□	□	□	■
86	□	□	■	□	□
87	□	■	□	□	□
88	□	■	□	□	□
89	□	□	■	□	□
90	□	□	□	■	□
91	■	□	□	□	□
92	■	□	□	□	□
93	□	■	□	□	□
94	□	□	■	□	□
95	□	□	□	□	■
96	□	■	□	□	□

FIGUREN LERNEN

TMS	(A)	(B)	(C)	(D)	(E)
121	■	□	□	□	□
122	□	□	□	□	■
123	□	□	■	□	□
124	□	□	□	□	■
125	□	■	□	□	□
126	□	□	□	□	■
127	□	□	■	□	□
128	■	□	□	□	□
129	■	□	□	□	□
130	■	□	□	□	□
131	■	□	□	□	□
132	□	□	□	□	■
133	□	□	■	□	□
134	□	■	□	□	□
135	□	□	□	■	□
136	□	□	□	□	■
137	□	□	■	□	□
138	□	□	■	□	□
139	□	□	■	□	□
140	□	□	□	■	□

4. EMS – LÖSUNGEN

Hier findest Du die aktuellen Musterlösungen für die EMS Simulation

MUSTER ZUORDNEN					
EMS	(A)	(B)	(C)	(D)	(E)
1	□	■	□	□	□
2	■	□	□	□	□
3	□	□	■	□	□
4	□	□	□	□	■
5	■	□	□	□	□
6	□	■	□	□	□
7	□	■	□	□	□
8	□	□	□	■	□
9	□	□	□	□	■
10	□	□	■	□	□
11	□	■	□	□	□
12	□	□	■	□	□
13	■	□	□	□	□
14	■	□	□	□	□
15	■	□	□	□	□
16	□	□	■	□	□
17	□	■	□	□	□
18	□	■	□	□	□

SCHLAUCHFIGUREN					
EMS	(A)	(B)	(C)	(D)	(E)
37	□	□	□	■	□
38	□	□	□	■	□
39	□	□	■	□	□
40	□	□	□	□	■
41	□	□	□	■	□
42	□	■	□	□	□
43	□	□	□	□	■
44	□	□	□	■	□
45	□	□	■	□	□
46	□	□	■	□	□
47	■	□	□	□	□
48	□	□	■	□	□
49	□	□	□	■	□
50	□	□	■	□	□
51	□	□	■	□	□
52	□	□	□	□	■
53	□	□	□	■	□
54	□	□	□	■	□

TEXTVERSTÄNDNIS					
EMS	(A)	(B)	(C)	(D)	(E)
73	□	□	■	□	□
74	□	■	□	□	□
75	□	□	□	■	□
76	□	□	□	□	■
77	■	□	□	□	□
78	□	■	□	□	□
79	■	□	□	□	□
80	□	□	■	□	□
81	□	■	□	□	□
82	□	□	□	■	□
83	□	□	■	□	□
84	■	□	□	□	□
85	□	□	□	□	■
86	□	□	■	□	□
87	□	□	□	■	□
88	□	□	□	□	■
89	□	■	□	□	□
90	□	□	□	□	■

FAKTEN LERNEN					
EMS	(A)	(B)	(C)	(D)	(E)
109	□	□	■	□	□
110	□	■	□	□	□
111	□	□	□	□	■
112	□	□	■	□	□
113	□	■	□	□	□
114	■	□	□	□	□
115	□	■	□	□	□
116	■	□	□	□	□
117	□	□	□	■	□
118	□	■	□	□	□
119	□	□	■	□	□
120	□	□	□	■	□
121	□	■	□	□	□
122	■	□	□	□	□
123	■	□	□	□	□
124	□	■	□	□	□
125	□	□	■	□	□
126	□	□	□	□	■

MED.-NAT. GRUNDVERSTÄNDNIS					
EMS	(A)	(B)	(C)	(D)	(E)
19	□	□	■	□	□
20	□	□	■	□	□
21	□	□	□	■	□
22	□	□	■	□	□
23	□	□	□	■	□
24	□	□	■	□	□
25	□	■	□	□	□
26	□	□	□	□	■
27	□	■	□	□	□
28	□	□	□	□	■
29	□	□	□	■	□
30	□	□	■	□	□
31	■	□	□	□	□
32	□	□	■	□	□
33	□	■	□	□	□
34	□	□	□	■	□
35	■	□	□	□	□
36	□	■	□	□	□

QUANT. UND FORM. PROBLEME					
EMS	(A)	(B)	(C)	(D)	(E)
55	□	□	□	■	□
56	□	□	■	□	□
57	□	□	□	□	■
58	□	□	■	□	□
59	□	□	■	□	□
60	□	□	■	□	□
61	□	□	■	□	□
62	□	■	□	□	□
63	□	■	□	□	□
64	□	□	□	□	■
65	□	□	■	□	□
66	□	■	□	□	□
67	□	□	■	□	□
68	□	□	□	■	□
69	■	□	□	□	□
70	□	□	■	□	□
71	□	□	□	□	■
72	□	■	□	□	□

FIGUREN LERNEN					
EMS	(A)	(B)	(C)	(D)	(E)
91	■	□	□	□	□
92	□	□	□	□	■
93	□	□	■	□	□
94	□	□	□	□	■
95	□	■	□	□	□
96	□	□	□	□	■
97	□	□	■	□	□
98	■	□	□	□	□
99	■	□	□	□	□
100	■	□	□	□	□
101	■	□	□	□	□
102	□	□	■	□	□
103	□	■	□	□	□
104	□	□	□	■	□
105	□	□	■	□	□
106	□	□	■	□	□
107	□	□	■	□	□
108	□	□	□	■	□

DIAGRAMME UND TABELLEN					
EMS	(A)	(B)	(C)	(D)	(E)
127	□	□	□	□	■
128	□	□	□	■	□
129	■	□	□	□	□
130	■	□	□	□	□
131	□	□	■	□	□
132	□	■	□	□	□
133	□	□	□	□	■
134	□	□	□	□	■
135	□	□	□	■	□
136	□	■	□	□	□
137	□	□	■	□	□
138	□	■	□	□	□
139	■	□	□	□	□
140	□	□	□	■	□
141	□	□	□	■	□
142	□	□	□	■	□
143	□	■	□	□	□
144	■	□	□	□	□

5. KONZENTRIERTES UND SORGFÄLTIGES ARBEITEN

Korrekturhilfe mit Anleitung zum Ausdrucken

Name: ______________________ Vorname: ______________________

Eignungstest für das Medizinstudium

Konzentriertes und sorgfältiges Arbeiten

Kreise mit 4 Augen - Test 1

Aufgabenstellung:
Markiere jeden Kreis, der 4 Augen aufweist.

Bsp.: 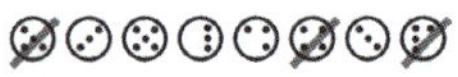

/ / Bitte nur so markieren

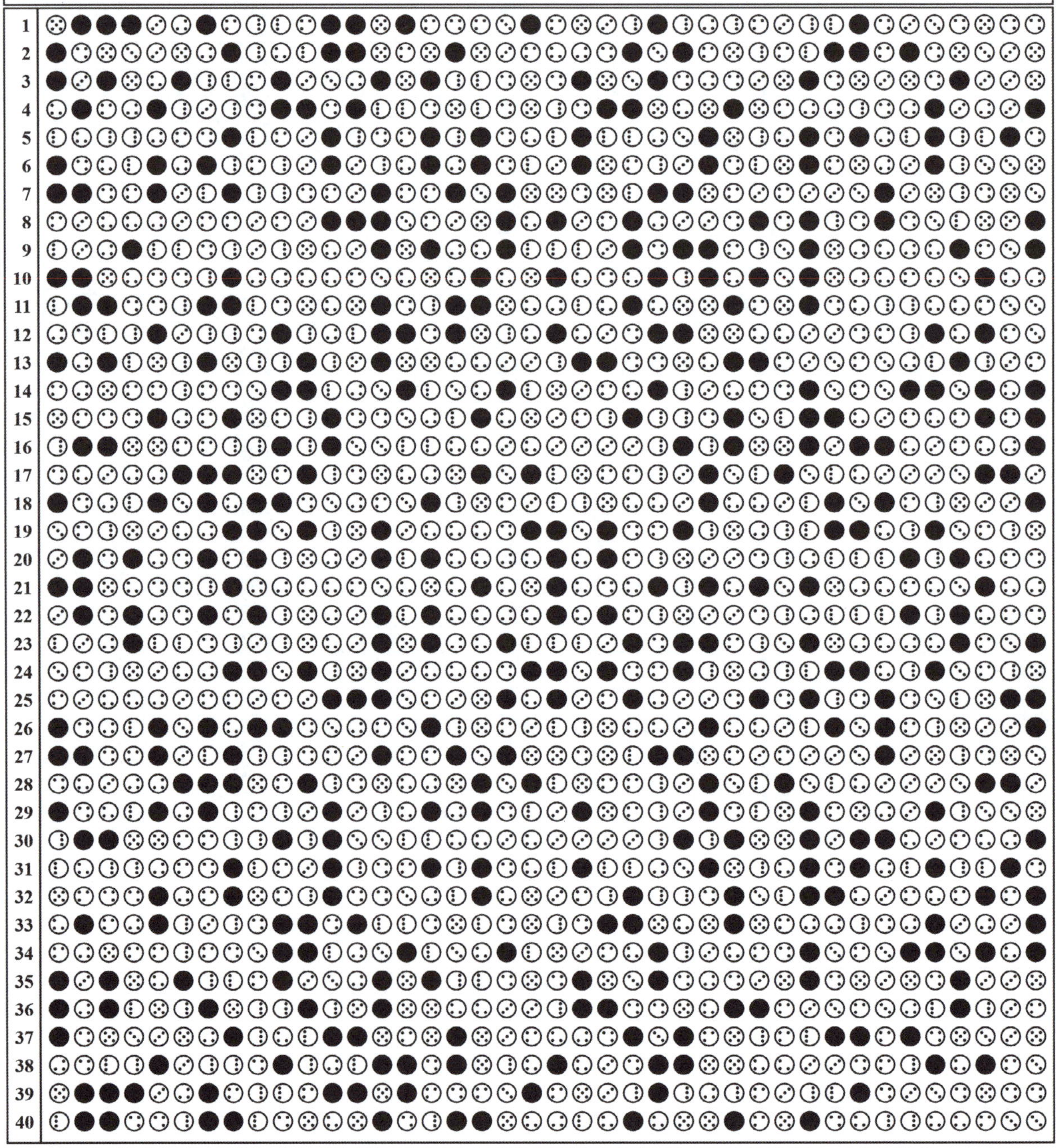